CONTRIBUTION

A L'ÉTUDE

DE LA POCHE DES EAUX

PAR LE DOCTEUR

DON JACQUES SIMONI

ANCIEN AIDE DE CLINIQUE OBSTÉTRICALE

LYON

IMPRIMERIE ADMINISTRATIVE CHANOINE

LÉON DELAROCHE ET Cⁱᵉ

10, PLACE DE LA CHARITÉ, 10

1881

CONTRIBUTION

A L'ÉTUDE

DE LA POCHE DES EAUX

Ie 123
584

IMP. CHANOINE, LÉON DELAROCHE ET Cⁱᵉ, PL. DE LA CHARITÉ. 10. — LYON

CONTRIBUTION

A L'ÉTUDE

DE LA POCHE DES EAUX

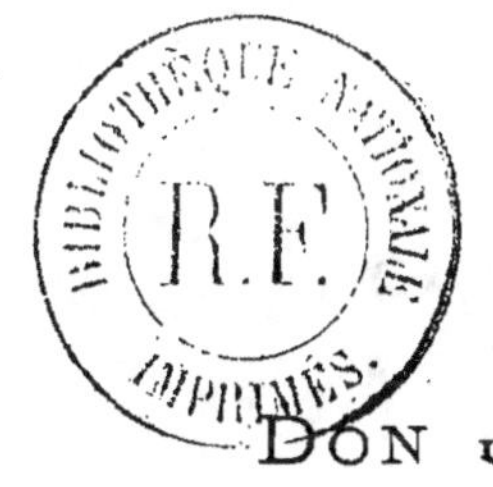

PAR LE DOCTEUR

Don Jacques SIMONI

ANCIEN AIDE DE CLINIQUE OBSTÉTRICALE

LYON

IMPRIMERIE ADMINISTRATIVE CHANOINE

Léon DELAROCHE et Cᵒ

10, PLACE DE LA CHARITÉ, 10

1881

AVANT-PROPOS

Elevé sous les yeux d'un père très regretté, notre premier maître, qui, après s'être beaucoup occupé d'obstétrique, pensait, avec Puzos, que la femme, et surtout la femme enceinte ou en couches, est **une physique à part**, nous n'avons pas manqué, dans le courant de nos études, de consacrer une grande partie de notre temps à cette branche de la science qui a trait aux accouchements.

Nous devons ajouter ici que nos efforts dans cette voie ont été très secondés par la bienveillance de M. le professeur Bouchacourt qui, en nous donnant accès dans son service, en qualité d'aide de clinique, nous a mis dans le cas d'enregistrer et de suivre de près un nombre très considérable de femmes, tant enceintes, qu'aux douleurs ou en couches.

C'est grâce à ce moyen qu'il nous a été permis d'étudier, d'une manière assez attentive, la poche des eaux que nous choisissons, sous l'inspiration de ce savant maître, comme sujet de thèse, et qui présente, quant à sa rupture soit spontanée, soit artificielle, des particularités sur lesquelles croyons-nous, on n'a pas suffisamment insisté jusqu'ici. Ces particularités sont cependant d'une très grande importance et doivent d'autant moins échapper à l'esprit du praticien, que de leur connaissance dépend non-seulement la vie de l'enfant, mais souvent même celle de la mère, ainsi qu'il nous sera aisé de le prouver plus loin.

Cela étant dit, nous diviserons notre travail ainsi qu'il suit :

Dans un premier chapitre, nous donnerons un simple aperçu, soit des membranes, soit du liquide amnioti-que.

Dans le deuxième chapitre nous traiterons de la poche des eaux en général, et de sa rupture naturelle, à une époque avancée du travail.

Le chapitre III sera exclusivement réservé à la rup-ture prématurée (soit spontanée, soit accidentelle), de la poche.

Enfin, dans le quatrième chapitre, nous nous occuperons de la rupture artificielle des membranes et de ses indications.

Avant d'entrer en matière, qu'il nous soit permis de présenter à M. le professeur Bouchacourt nos plus vifs remercîments, tant pour l'extrême bonté avec laquelle il nous a toujours accueilli, que pour les excellents conseils qu'il nous a constamment prodigués depuis que nous sommes à Lyon.

M. Pierret, professeur d'anatomie pathologique, nous a manifesté également, pendant les quatre années passées à son laboratoire, un intérêt tout particulier. Qu'il veuille donc recevoir ici l'expression de notre plus profonde gratitude.

CHAPITRE PREMIER

***

ENVELOPPES DE L'ŒUF

Parvenu à un certain degré de développement, l'œuf humain est enveloppé dans la matrice par trois membranes qui sont, de dehors en dedans : la caduque, le chorion, l'amnios.

La première de ces membranes résulte d'une transformation de la muqueuse du corps utérin, et provient par conséquent de l'organisme maternel; les deux dernières sont propres à l'œuf lui-même.

I. — Membrane caduque.

Les anciens physiologistes avaient sur l'origine de cette membrane une idée très fausse. Ainsi, d'après Hunter, sous l'influence excitante de la fécondation, il se produisait à l'intérieur de l'utérus une sorte de fausse membrane qui tapissait toute sa cavité, et que l'ovule en quittant la trompe, décollait et refoulait en partie devant lui, comme pour s'en coiffer.

Cette membrane se trouvait donc divisée par là en deux feuillets, dont l'un encore adhérent à la face interne de la matrice (caduque directe) ; l'autre, refoulé et faisant hernie vers le centre de la cavité utérine (caduque réfléchie). Plus tard, là où la membrane primitive avait été décollée, un troisième feuillet se produisait et achevait ainsi d'envelopper l'œuf (caduque sérotine). Cette opinion à laquelle se rangèrent Moreau, Breschet, Velpeau, etc., fut renversée par Coste, qui démontra le premier que l'œuf fécondé ne trouvait, en arrivant dans la matrice, aucune membrane à repousser, les orifices des trompes comme celui du col étant parfaitement libres.

Coste prouva en outre que la caduque n'est autre chose que la muqueuse utérine transformée. Voici comment s'effectue cette transformation : Au moment des règles, la muqueuse utérine congestionnée et très épaissie présente, à sa surface, des plis nombreux dont un arrête l'œuf, à son entrée dans la matrice, c'est-à-dire 8, 10 à 12 jours après sa sortie de l'ovaire. Or, une fois ainsi fixé, l'œuf produit une action irritante sur les points de la muqueuse avec lesquels il est en contact, et bientôt les bords de la petite loge qu'il s'est creusée se mettant à bourgeonner, s'élèvent insensiblement autour de lui et finissent par le coiffer entièrement; il est facile de voir qu'il se passe là, comme on l'a déjà dit avec raison, le même phénomène que celui qu'on observe au niveau d'un cautère bourgeonnant autour du pois qui l'entretient.

La muqueuse utérine se trouve donc ainsi divisée en trois parties : 1° celle qui a bourgeonné et qui recouvre l'œuf, à la manière d'un capuchon, caduque ovulaire (caduque réfléchie de Hunter) ; 2° celle sur laquelle s'est implanté l'œuf et qui contribuera plus tard à la formation du placenta, caduque placentaire (caduque sérotine de Hunter) ; 3° celle qui n'a point de rapport immédiat avec l'œuf et qui tapisse la plus grande partie de l'utérus, caduque utérine (caduque directe des anciens).

Tout à fait au début de la grossesse, la caduque ovulaire et la caduque réfléchie sont séparées par un petit espace occupé, d'après Breschet, par une légère couche de liquide (hydropérione). Plus tard l'œuf se développant, ces deux feuillets s'adossent et se soudent entre eux pour ne plus former, vers le quatrième mois, qu'une seule et même membrane. A partir de la même époque cette membrane se fixe intimement à la face externe du chorion, tandis que ses adhérences à la tunique musculaire de l'utérus deviennent de plus en plus lâches, au point que le plus léger effort suffit à la fin pour l'en détacher.

Evolution de la caduque. Pendant les deux premiers mois de la gestation, tous les éléments de la caduque utérine, vaisseaux, glandes, cellules spéciales, etc., augmentent de volume et s'hypertrophient considérablement ; plus tard un travail atrophique se produit petit à petit, et à la fin de la grossesse, cette caduque n'est plus constituée que par deux couches très minces :

l'une externe, composée de culs-de-sac glandulaires en rapport avec la tunique musculaire de l'utérus ; l'autre interne, formée de cellules spéciales dont les unes (les plus superficielles) rondes, les autres (celles qui avoisinent les glandes) terminées en aiguilles.

La caduque ovulaire qui s'hypertrophie également au début, n'est plus représentée vers le neuvième mois que par une couche d'apparence anhiste sur laquelle on trouve quelques cellules épithéliales (Robin).

Pour ce qui est de la caduque placentaire bien loin de s'atrophier comme les précédentes, elle va toujours en s'hypertrophiant de plus en plus, et parvient à former ainsi le placenta maternel, tandis que les villosités choriales, en rapport avec cette même caduque subissant, ainsi que leur vaisseaux, le même travail hypertrophique, donnent naissance au placenta fœtal. Il est bon de noter qu'une fois l'œuf expulsé, la matrice reste encore tapissée par quelques cellules à aiguilles et par toute la couche glandulaire qui est destinée à former plus tard la nouvelle muqueuse de cet organe (Friedlander).

II. — Chorion

Le chorion composé de deux couches dont l'une externe, épithéliale, l'autre interne, formée par du tissu conjonctif, constitue, comme nous l'avons dit, l'enveloppe moyenne de l'œuf. La face externe, lisse au début, se couvre, vers la deuxième semaine, de villosités (villosités choriales) qui, solides d'abord, se creusent plus tard en doigt de gant pour recevoir dans leur intérieur les vaisseaux allantoïdiens.

Parmi ces villosités, celles qui correspondent à la caduque ovulaire ne tardent pas, ainsi que leurs vaisseaux, à s'atrophier; les autres au contraire, celles qui sont en rapport avec la caduque utéro-placentaire, se développent toujours de plus en plus, s'entrecroisent avec les vaisseaux de cette caduque et concourent à la formation du placenta.

III. — Amnios

L'amnios est en rapport par sa face interne avec le liquide amniotique qu'il renferme; par sa face externe avec le chorion auquel il adhère au moyen d'une matière gélatineuse intermédiaire (Magma réticulé de Velpeau). Cette membrane qui tapisse la face interne du placenta se laisse décoller facilement dans toute son étendue, si ce n'est le long du cordon auquel elle fournit une gaine, pour aller se confondre avec la peau du fœtus, au niveau de l'ombilic. L'amnios est constitué par deux couches : l'une interne, épithéliale; l'autre externe, fibreuse; cette dernière renfermerait, d'après Remak, quelques fibres musculaires lisses qui donneraient à cette tunique une certaine contractilité.

Jungbluth a constaté en outre dans l'amnios, ou tout au moins dans le tissu muqueux adjacent (membrane intermédiaire) la présence de vaisseaux et de capillaires *(vasa propria)* qu'il croit chargés de sécréter le liquide amoniotique. On a remarqué, en effet, que lorsqu'ils ne s'oblitèrent pas, comme d'ordinaire, dans les derniers mois de la grossesse, ces vaisseaux produisent presque toujours une hydropisie de l'amnios.

GROSSESSE GÉMELLAIRE. — Avant de terminer l'étude des membranes, il est bon de dire un mot sur leur disposition dans les grossesses gémellaires. Or, trois cas peuvent se présenter ici : 1° Chaque fœtus a une loge propre constituée chacune par un amnios et un chorion, la caduque étant commune. Dans ce cas, il importe de savoir qu'il y a deux placentas séparés, et par conséquent deux circulations distinctes, ce qui fait que l'un des enfants étant venu avant terme, l'autre peut n'arriver qu'à la fin de la grossesse, comme on l'a vu paraît-il quelquefois.

2° Chaque fœtus est encore muni de sa loge propre ; mais celle-ci n'est constituée que par l'amnios, la caduque et le chorion étant communs.

Dans ce cas, il n'y aura qu'une seule masse placentaire séparée en deux parties par une ligne de démarcation limitant les deux circulations qui sont le plus souvent indépendantes. Lorsque les choses se passent ainsi, l'un des fœtus peut très bien continuer à se développer dans la cavité utérine après la mort de l'autre ; mais il est facile de prévoir que si l'un des jumeaux est expulsé, son congénère le suivra généralement peu de temps après.

3° Il n'y a qu'une seule et même loge pour les deux fœtus ; dans ce cas, il n'y aura aussi qu'un seul placenta et qu'une seule circulation ce qui fera que la mort de l'un des enfants entraînera fatalement celle de l'autre.

Enfin lorsque la grossesse se compose de plus de deux enfants, ou bien il y a une loge pour chacun de ces derniers, ou bien les uns ont une loge propre et les autres une loge commune, ou bien les uns et les autres sont renfermés dans une seule et même loge. De tels faits, quoique rares, se sont pourtant rencontrés dans la pratique et méritent par conséquent d'être mentionnés.

DU LIQUIDE AMNIOTIQUE

CARACTÈRES PHYSIQUES. — Clair et transparent dans les premiers mois de la grossesse, ce liquide devient plus tard lactescent, par suite d'un dépôt de matière sébacée provenant du nouvel être; sa coloration peut être parfois verdâtre, mais alors le fœtus rend son méconium, ce qui prouve généralement qu'il est souffrant; ce caractère devra même frapper l'accoucheur qui sera souvent contraint, en pareil cas, d'intervenir pour sauver l'enfant, surtout si ce phénomène coïncide avec un affaiblissement des bruits cardiaques. Enfin, les eaux de l'amnios présentent une teinte rougeâtre toutes les fois que l'enfant est mort et qu'il a macéré longtemps dans la cavité utérine.

L'odeur du liquide amniotique est fade et a été comparée à celle du sperme, du bouillon de veau, etc., sa réaction est alcaline; sa saveur salée; elle est âcre, dit-on, chez les femmes syphylitiques (?).

Son poids d'abord supérieur à celui du fœtus, lui devient égal, au milieu de la grossesse, puis cinq à six fois inférieur, à terme. A ce moment, sa quantité qui est d'ordinaire de 500 à 800 grammes, peut se réduire exceptionnellement à quelques grammes (accouchement à sec), ou s'élever à plusieurs kilogrammes (Hydramnios). — Nous ferons remarquer que dans ce dernier cas, on se trouve souvent en présence d'une femme dont la constitution est débile, et d'un enfant d'autant plus chétif que le liquide est plus abondant. Ajoutons à cela, que l'hydropisie de l'œuf empêche la plupart du temps la grossesse d'arriver à terme, ainsi que nous le verrons plus loin.

Si l'on examine ce liquide au moyen du microscope, on y trouve des écailles épidermiques, des poils follets, et des fragments de matière sébacée détachés du fœtus; Robin y a même découvert des cellules épithéliales provenant du rein et de la vessie.

CARACTÈRES CHIMIQUES. — Voici d'après Vauquelin, la composition de ce liquide :

Eau	983,4
Albumine, traces de matières grasses.	5,9
Albuminate de soude, chlorure de sodium.	6,1
Matières animales extractives solubles dans l'eau et l'alcool.	4,0
Urée, chlorure de soude.	6
	1000,0

Origine. — Les anciens physiologistes ont émis, à ce sujet, des avis très différents. Ainsi, tandis que les uns attribuaient les eaux de l'amnios uniquement au fœtus, les autres les considéraient comme un produit exclusif de l'organisme maternel. Les uns et les autres étaient dans l'erreur, et aujourd'hui on admet communément avec Béclard, que le liquide amniotique provient à la fois et de la mère et de l'enfant : il provient de la mère puisque, indépendamment de tout autre considération nous voyons l'hydramnios coïncider avec l'anasarque et les hydropisies maternelles, ce qui prouve que les vaisseaux utérins peuvent laiser transsuder le liquide, à travers l'amnios, dans cette cavité.

D'autre part, il dérive aussi du fœtus :

1º Parce qu'il est toujours en excès dans les cas où les *vasa propria* que nous avons signalés à la face externe de l'amnios restent perméables jusqu'à la fin de la grossesse ;

2º Parce qu'il renferme dans son intérieur, ainsi que nous l'avons déjà vu, des poils follets, des cellules épidermiques, et, vers la fin de la gestation, tout au moins, de l'urée des cellules épithéliales du rein et nous ajouterons de l'urine même, étant donné d'une part, que Billard et King ont constaté des cas de rupture de la vessie produite par une imperforation de l'urèthre ; et, que de l'autre, Désormeaux, Paul Dubois, Depaul, etc., ont vu une distension énorme de la vessie, des uretères et des reins, chez des fœtus dont le canal uréthral était oblitéré.

Usages. — Le liquide amniotique contribue-t-il à la nutrition du fœtus ? Beaucoup d'auteurs le prétendent, mais nous ne croyons pas qu'on puisse encore l'affirmer. Ce qu'il y a de certain, c'est que l'on n'en trouve pas d'ordinaire dans le tube digestif; et si l'on y a signalé sa présence dans des cas très rares, elle s'explique par les mouvements de déglutition et d'inspiration que le fœtus, menacé d'asphyxie, exécute, comme le noyé instinctivement. Si nous ajoutons à cela que l'on a vu des enfants naître avec la partie supérieure du canal digestif oblitérée, ce qui ne les empêchait pas d'être bien développés et d'avoir du méconium dans l'intestin, on n'aura pas de peine à conclure que ce canal n'est nullement le siège de l'absorption de ce liquide. Cette absorption, si elle existe, doit donc se faire par la surface cutanée, et cela seulement dans les premiers mois de la vie intra-utérine.

Plus tard, ce mode de nutrition ne nous parait pas possible :

1° Parce que la peau plus épaisse se laisse pénétrer moins facilement ;

2° Parce que la quantité d'albumine renfermée dans les eaux de l'amnios devient de plus en plus insignifiante ;

3° Parce que ces mêmes eaux contiennent alors de l'urine, et il nous semble fort peu probable que l'enfant puisse se nourrir d'un liquide excrémentitiel.

Cela dit, nous ajouterons que le principal rôle du liquide amniotique est de faciliter le développement du fœtus en le protégeant contre la pression des parois utérines ; de favoriser ses mouvements, de le mettre à l'abri des violences extérieures ; enfin, de le maintenir dans un bain tiède et d'assurer l'intégrité de sa circulation, en empêchant la compression, soit du placenta, soit du cordon.

D'après Morlanne, ce liquide servirait en outre à empêcher l'agglutination des petites parties fœtales, ainsi qu'il en a observé un cas consécutif à une rupture de la poche qui eut lieu six semaines avant l'accouchement. Ce fait unique n'est pas suffisant, croyons-nous, pour faire accepter, comme règle générale, l'opinion de cet accoucheur; cela, d'autant plus que, d'une part, nous connaissons des cas d'agglutination ne pouvant pas être imputables à l'absence du liquide, ainsi que M. Joulin en cite neuf exemples dans sa thèse inaugurale (de la Dystocie appartenant au fœtus), et que, d'autre part, nous possédons un grand nombre d'observations d'écoulement prématuré des eaux n'ayant amené aucun désordre de ce genre, quoique l'enfant ait séjourné encore longtemps dans la cavité amniotique. Nous devons ajouter cependant que le fait ne nous paraît pas impossible, et que nous comprenons très bien qu'une pression de longue durée, exercée sur les parties fœtales par les parois utérines, puisse entraîner un tel résultat.

Utile donc durant la grossesse, le liquide amniotique est aussi très avantageux pendant le travail; à ce moment, en effet, sans parler qu'il continue à protéger le fœtus et ses annexes contre les contractions utérines qui ne manquent pas d'être énergiques, il donne, en outre, naissance à la poche des eaux qui, s'engageant à travers le col, le dilate alors doucement; de plus, la poche une fois rompue, il lubréfie les parties génitales, les ramollit, et facilite ainsi considérablement le glissement de l'enfant. Enfin , nous dirons en terminant que la présence des eaux de l'amnios est d'un concours vraiment précieux toutes les fois que, pour une cause quelconque, le praticien est forcé d'introduire la main dans la matrice pour terminer l'accouchement. La version en est alors plus facile et les manœuvres moins douloureuses et moins graves à la fois.

CHAPITRE II

DE LA POCHE DES EAUX

Avant d'entrer dans l'étude de la poche des eaux,
il n'est pas sans importance, croyons-nous, si nous
voulons rendre son mode de formation plus intelligi-
ble, de dire quelques mots sur l'effacement et la dilatation du col utérin. L'effacement du col, toujours
ramolli vers la fin de la grossesse, est dû, d'une part,
au développement toujours croissant de l'œuf, et de
l'autre aux contractions indolores qui précèdent presque toujours le travail et que la femme reconnaît aisément à la dureté que prend, par moments son ventre,
si l'on appelle là-dessus son attention. Pendant ces
contractions, les fibres du corps utérin tirent en haut
et en dehors le pourtour de l'orifice interne du col sur
lequel elles s'insèrent, et c'est grâce à ce tiraillement,

joint à la poussée du liquide qui tend à s'échapper par le point le moins résistant, que cet orifice se dilate et que la cavité du col vient agrandir celle du corps. A ce moment, si l'on porte le doigt dans le vagin d'une primipare, on est frappé de ne plus trouver cette sorte d'appendice flottant qui était formé par le col; parfois même, les parois de ce dernier sont tellement amincies qu'on est à se demander si le doigt n'est pas immédiatement en contact avec la tête fœtale. Cette erreur a été commise par plusieurs accoucheurs, ainsi que nous le verrons plus loin, quand nous traiterons de la rupture artificielle des membranes. Nous devons ajouter que chez les multipares le col, s'il reste toujours saillant jusqu'au début du travail, il est cependant perméable et le doigt y pénètre facilement.

Les choses en sont là d'ordinaire lorsque les douleurs se déclarent, et dès lors les contractions continuent d'une manière beaucoup plus active le travail de dilatation qui s'était opéré jusque là silencieusement; il faut dire aussi que leur action est fort secondée par le liquide amniotique qui, pressé de toutes parts, refoule les membranes à travers le col qu'il dilate toujours de plus en plus.

Hubert, qui compare les fibres du corps et du fond de l'utérus à des arcs de cercle venant se continuer par leurs extrémités avec les fibres circulaires du col, s'exprime ainsi :

« Quand ces arcs de cercle se rétractent, dit-il, leurs extrémités tendent à se reporter et à se tasser vers le centre, en exerçant un tiraillement sur les fibres circulaires du col, et comme la cavité utérine occupée

par l'œuf est renflée à sa partie moyenne, ce tiraillement s'exerce en haut et en dehors et tend par conséquent à élargir l'orifice utérin. Supposez, ajoute cet
auteur, un de ces jouets d'enfant, composé d'un ballon
en gomme élastique renfermé dans un sac de cuir
offrant une ouverture circulaire; au point opposé à son
ouverture, tordez le sac d'enveloppe de manière à
diminuer de plus en plus sa capacité ; l'ouverture,
tiraillée dans tous les sens, tendra à s'élargir, et le
ballon, de plus en plus à l'étroit, viendra faire hernie
au dehors. »

Cet exemple, où l'utérus est représenté par le sac
de cuir et l'œuf par le ballon, résume ce que nous
avons dit plus haut et donne une idée bien nette de la
formation de la poche des eaux : celle-ci étant constituée, comme l'on sait, par le segment des membranes
faisant hernie à travers le col et par le liquide amniotique compris entre ce segment et la partie fœtale qui
se présente.

L'aspect de la poche des eaux varie suivant que
l'utérus se contracte ou est au repos. Ainsi, si l'on
pratique le toucher dans l'intervalle des douleurs, on a
la sensation d'une sorte de petite vessie molle, flasque,
plissée et située généralement dans la région postérieure
du segment inférieur de l'utérus. Cette vessie, au début
du travail tout au moins, ne renferme qu'une légère
couche d'eau fuyant sous le doigt, qui peut ainsi arriver
sur la partie fœtale située au-dessus, et faire aisément
le diagnostic de la présentation.

Un moment après, le doigt qu'on a laissé dans le
vagin est averti du commencement d'une douleur par

l'arrivée d'une quantité plus, ou moins grande de liquide ; celui-ci, poussé de haut en bas par la contraction utérine, vient remplir la poche qui se gonfle alors et se tend d'arrière en avant de manière à faire saillie à travers le col. Quand la contraction a atteint son maximum la tension de la poche est extrême et l'on se trouve séparé de la tête par une quantité assez considérable de liquide qui ne se laisse plus déplacer. Aussi, n'appartient-il qu'à un accoucheur inexpérimenté de s'acharner à vouloir compléter, en ce moment, son diagnostic : il importe de savoir en effet qu'il ne pourra y parvenir sans exercer sur les membranes un effort très considérable pouvant occasionner leur rupture, ce qui n'est pas sans danger, surtout lorsque la dilatation n'est pas avancée, et principalement encore, si l'on a affaire à une présentation anormale, ou à un bassin vicié. De là donc, l'indication de faire reculer son doigt pendant la douleur, et d'attendre pour presser sur les membranes, qu'elles redeviennent flasques, ce qui arrive toujours lorsque la matrice, revenant au repos, permet à une partie du liquide de remonter au-dessus.

Nous avons déjà dit qu'au début du travail la poche est le plus souvent située sur la région postérieure du col et se remplit d'arrière en avant : nous pensons, avec M. le professeur Bouchacourt, que ce phénomène dépend de ce que les eaux de l'amnios pressées, pendant la douleur, de haut en bas, et ne trouvant aucune issue en avant où la tête est, en général, exactement appliquée contre les branches du pubis, s'échappent à travers les gouttières latérales du sacrum, et viennent gonfler les membranes, dans cette direction.

La poche des eaux est saillante ou plate, selon qu'elle renferme plus ou moins de liquide. La poche plate se rencontre le plus souvent dans la présentation de la tête, lorsque celle-ci est profondément engagée dans l'excavation : elle est par conséquent l'indice d'une présentation normale et d'un bassin régulier. Ce sont sans doute ces considérations qui ont fait dire avec beaucoup de raison, à Mme Lachapelle : « Je ne crains pas les eaux plates. »

Il est peut-être bon de faire observer ici que dans les cas de poche plate, les membranes étant en rapport presque direct avec la tête, l'accoucheur pourrait parfois croire qu'elles sont rompues ; il évitera cependant cette erreur si, le doigt dans le vagin, il attend une douleur : à ce moment, une légère couche de liquide venant s'interposer entre la partie fœtale et son doigt, ne lui laissera plus de doute sur l'intégrité de la poche. Nous ferons d'ailleurs plus loin le diagnostic de la déchirure des membranes qu'il importe de connaître si l'on ne veut pas s'exposer à donner la mort à l'enfant, comme nous en citerons un cas, en parlant de la rupture artificielle.

La poche dite saillante reconnait pour causes : 1° Une grande extensibilité des membranes ; 2° Une quantité peu considérable de liquide (c'est pourquoi elle est rare dans l'hydramnios où les membranes trop distendues ne peuvent pas s'allonger facilement) ; 3° La persistance de communication entre les eaux de la poche et celles situées au-dessus. Cette circonstance que n'exclut pas, il est vrai, la présentation d'un sommet pas trop développé, à travers un bassin normal, se

rencontre cependant, de préférence, dans les présentations du tronc, du siège, de la face, ou dans celle du
sommet retenu très haut, soit par son volume trop considérable, soit par un vice du bassin trop rétréci ; enfin,
on peut l'observer aussi dans les cas d'anencéphalie, le
crâne du fœtus ne bouchant pas alors complètement le
canal pelvien. Ces différentes considérations nous
paraissent fort dignes de remarque, et, toutes les fois
qu'il se trouvera en présence d'une poche volumineuse,
un accoucheur prudent se rappelant qu'il pourrait avoir
affaire à un de ces cas, sera aussi réservé dans son
pronostic que dans ses actes, jusqu'à ce qu'il ait fait
une étude complète tant de la nature de la présentation,
que de la conformation de la tête et du bassin.

Ce diagnostic est, sans contredit, d'un intérêt capital ;
puisque, pour ne parler que de la présentation transversale, par exemple, nul n'ignore à quels dangers
seraient exposés la mère et l'enfant, si l'on avait à
pratiquer la version après l'écoulement soit spontané,
soit artificiel du liquide amniotique.

La poche saillante est le plus souvent, soit hémis-
phérique, soit cylindrique ou en boudin : cette dernière
forme (en boudin) coïncide souvent, il est vrai, avec les
présentations du siège ; mais on la rencontre aussi dans
toute autre présentation, et on a eu tort de l'attribuer
exclusivement (comme quelques auteurs l'ont fait), aux
membres fœtaux qu'elle renferme parfois dans son
intérieur.

Nous ajouterons à tout cela que lorsque le fœtus est
mort depuis quelque temps dans la cavité utérine, il
n'est pas rare de voir les membranes s'allonger consi-

dérablement et venir faire saillie à travers la vulve ;
ce phénomène s'explique par l'extensibilité des membranes, qui devient dans ces cas beaucoup plus grande.

POCHE DOUBLE. — Il peut arriver parfois, qu'ayant
porté le doigt dans le col pendant la douleur, on ait la
sensation d'un sillon séparant deux poches tout à fait
indépendantes l'une de l'autre (Mme Lachapelle, Dugès,
Depaul en ont observé des cas). En présence d'un fait
de ce genre, l'accoucheur pourra conclure à une grossesse gémellaire, de même que lorsque, aussitôt une
première poche rompue à son centre, il en sent une
deuxième, ce qui est, parait-il moins rare.

Après avoir dit que, tendue pendant la douleur, la
poche des eaux devient flasque, tout de suite après la
contraction, il importe de faire remarquer que les
membranes peuvent parfois se maintenir tendues pendant toute la durée du travail.

Cette particularité se rencontre :

1° Dans les cas de douleurs continues ;

3° Dans les cas d'hydramnios ;

3° Enfin, lorsque la tête, bien fixée et exactement
appliquée contre les parois du bassin, empêche toute
communication entre les eaux de la poche et celles situées au-dessus.

Il est à noter que dans les deux premiers cas, les
contractions étant la plupart du temps faibles, le travail marche d'ordinaire lentement, d'où l'on est souvent forcé pour l'activer, de rompre les membranes
artificiellement. Dans le dernier cas, la tête exerçant, sur
le liquide situé au-dessous, l'office d'un vrai piston, tend

les membranes de plus en plus et finit par les faire éclater.

Usages. — 1° La poche des eaux contribue à dilater le col soit directement, en s'engageant comme un coin, dans son orifice dont elle écarte les bords; soit indirectement, en l'irritant doucement, ce qui amène, par action réflèxe, les contractions du corps utérin et partant la dilatation de son orifice ;

2° Si elle est volumineuse, elle fait soupçonner une présentation transversale, par exemple, ce qui porte l'accoucheur à ménager les eaux qui lui seront d'une si grande utilité quand il devra aller chercher les pieds de l'enfant pour pratiquer la version ;

3° Si, au lieu d'être minces et lisses, les membranes sont épaisses et rugueuses, elles feront penser à une insertion vicieuse du placenta (?), d'où l'accoucheur sera prévenu qu'il pourrait avoir affaire à un des dangers les plus sérieux de la grossesse ;

4° Lorsque l'implantation du cordon est vélamenteuse (V. plus loin observ. de M. Poullet), ou que les vaisseaux ombilicaux envoient des ramifications le long des membranes, comme nous en avons vu un exemple à la clinique dernièrement, le doigt, averti par les pulsations qui en émanent, se gardera de pratiquer la rupture de la poche, qui pourrait parfois entraîner une hémorrhagie grave pour l'enfant.

Enfin, la poche est encore utile au moment de sa déchirure, en ce que le liquide qui s'en écoule lubréfie les parois vaginales et facilite, comme nous l'avons dit, le glissement de l'enfant.

On ne devra cependant pas croire, avec certains auteurs, que ces parties sont à sec, pendant l'intégrité des membranes : il faut, croyons-nous, n'avoir jamais porté le doigt dans le vagin d'une femme aux douleurs pour ne pas affirmer, au contraire, que pendant toute la durée du travail, cette cavité est très humide, ce qui s'explique non-seulement par la sécrétion alors plus active des glandes vulvo-vaginales, mais aussi par la transsudation des eaux de l'amnios, à travers les membranes dont Tarnier a démontré expérimentalement la perméabilité.

DE LA RUPTURE DE LA POCHE

Si le travail marche régulièrement, la rupture de la poche se fait, en général, lorsque la dilatation du col est complète ou à peu près. A ce moment, les douleurs subissent une exacerbation, et la patiente est dans une agitation presque caractéristique : le pouls plus fréquent et plus dur, le visage injecté, elle cherche alors un appui partout et ajoutant ses efforts volontaires aux efforts de la matrice qu'elle ne commande pas, elle pousse avec une violence telle, que la pression intra-amniotique finit par vaincre la résistance des membranes; celles-ci éclatant, en effet, les eaux s'écoulent et, soudain, une détente se produit et la femme paraît entrer dans un calme parfait; mais, bientôt, la tête qui a remplacé le liquide écoulé irritant le col beaucoup plus durement que ne le faisait la poche, excite des contractions expulsives très énergiques, et dès-lors, l'enfant progresse vite et l'accouchement ne tarde pas à se terminer.

RÉSISTANCE DES MEMBRANES. — En supposant un orifice utérin mesurant 56 m/m., Poppel a trouvé que la résistance moyenne de l'amnios était de 8712 gr.; cette résistance ne serait que de 7887 gr. pour Hubert.

La solution de continuité de la poche affecte plusieurs formes : elle peut être, d'après Ribemont, rectiligne, étoilée, en croissant, quelquefois même circulaire, comme on le voit lorsque la tête entraîne devant elle un segment des membranes pour sortir coiffée, ce qui peut occasionner des dangers très graves pour la mère et pour l'enfant. Le siège le plus fréquent de la rupture est incontestablement le point où la résistance est la moindre, c'est-à-dire le centre même du col utérin.

On doit noter cependant qu'il n'est pas rare de voir cette déchirure se produire au-dessus du col ; ce phénomène s'observe principalement dans les cas de consistance trop grande des membranes au niveau de l'orifice, où l'on est souvent contraint plus tard de les ouvrir artificiellement.

MODE D'ÉCOULEMENT DES EAUX DE L'AMNIOS. — Lorsque le liquide renfermé dans la poche est en grande quantité (poche volumineuse) et que la rupture est centrale, l'écoulement sera naturellement très-abondant, et la parturiente qui inondera le parquet étant debout, mouillera tout son lit si elle est couchée.

Il est bon de savoir que dans ces cas la rupture de la poche peut être bruyante au point d'effrayer la femme, surtout si elle est à son premier accouchement.

Le praticien sera donc là non seulement pour la rassurer, mais aussi pour lui représenter, non sans raison d'ailleurs, cette sorte de détonation comme le signe avant-coureur d'une délivrance très prochaine.

Enfin, lorsque les membranes se déchirent au centre du col, ou bien l'on a affaire à une présentation normale, à travers un bassin bien conformé, et alors on pourra laisser agir la nature ; cela, d'autant plus que la partie fœtale, poussée par la contraction qui amène la rupture de la poche, vient aussitôt boucher l'orifice et empêcher la sortie du liquide qui continue à protéger l'enfant et ne s'écoule plus que graduellement au commencement et à la fin de chaque douleur ; ou bien, on se trouve en face soit d'un bassin rétréci, soit d'une tête trop volumineuse, soit enfin d'une présentation transversale, et alors l'accoucheur ne devra pas perdre une seule minute ; la partie qui se présente en effet étant alors très élevée, permettra l'écoulement de tout le liquide et l'on sait combien cet accident est grave dans ces cas.

De là donc la nécessité absolue de pratiquer un toucher minutieux immédiatement après la rupture des membranes, tant pour achever de compléter le diagnostic de la présentation alors très facile, que pour s'assurer si le liquide n'a pas entraîné dans son courant une anse du cordon. Cet accident se produisant assez souvent dans cette circonstance, il importe de le reconnaître de bonne heure, et d'y remédier instantanément, si l'on ne veut pas vouer l'enfant à une mort presque certaine qui serait le fait de la compression du cordon entre la tête et les parois du bassin pendant le passage.

Les choses se passent tout autrement lorsque la rupture des membranes se fait, comme nous l'avons déjà dit, au-dessus du col. Dans ce cas, le doigt introduit dans l'orifice utérin, trouve une poche intacte à son centre, et la femme s'aperçoit à peine ou ne se doute même pas qu'elle est mouillée. L'écoulement en effet ne se produit alors que goutte à goutte, et n'a lieu que lorsque la tête poussée en avant pendant la douleur refoule les eaux en haut, vers la crevasse. Il est aisé de comprendre que la matrice ne se vidant ainsi que très lentement, ses fibres ne se contractent qu'avec peine, et le travail traîne en longueur ; d'où l'on est souvent contraint pour donner de l'énergie aux contractions et hâter l'accouchement de provoquer artificiellement l'écoulement des eaux.

De ce que nous venons de dire, il ne faudra pas conclure cependant que la rupture de la poche au-dessus du col entraîne toujours la lenteur du travail ; ce serait d'autant moins exact que nous avons eu plus d'une fois la preuve du contraire ; aussi, ajouterons-nous ici que, lorsque dans des circonstances de ce genre les douleurs conservent leur fréquence et leur intensité, deux cas peuvent se présenter : ou bien la poche des eaux ne tarde pas à se rompre spontanément, au niveau de l'orifice utérin, et alors le travail marchera régulièrement; ou bien (et ce qui va suivre s'applique aussi aux cas où la poche n'a été déchirée en aucun point) ou bien, disons nous, les membranes trop épaisses résistent toujours, et se distendent jusqu'à remplir le vagin et venir faire saillie, à travers la vulve, pour ne se laisser emporter que par la tête qui sort ainsi coiffée. Cette particularité n'échappera pas à l'accoucheur, qui aura soin de percer la poche assez tôt pour que sa trop grande distention n'amène soit un renversement de la matrice, soit un décollement prématuré du placenta et par conséquent une hémorrhagie grave, comme nous en citerons un cas très intéressant, en traitant de la rupture artificielle des membranes.

Nous ne saurions reproduire ici tout ce qui a été dit touchant la destinée réservée aux enfants qui viennent au monde coiffés.

« Autrefois, dit Velpeau, on prédisait à l'enfant, né de cette manière, qu'il serait heureux ou malheureux selon la couleur du casque membraneux qu'il avait entraîné. » D'après d'autres, l'enfant devenu jeune homme n'avait, le jour de la conscription, qu'à se munir de sa coiffe pour être sûr de tirer un bon numéro. Enfin, si nous ouvrons Diemerbroeck, nous trouvons à ce sujet le passage suivant :

« On prétendait, dit cet auteur, que si l'enfant avalait sa coiffe préalablement mise en poudre, ou la portait perpétuellement sur lui, soigneusement renfermée dans une boîte, il serait toujours fortuné et partout accompagné de bonheur ; mais s'il la perdait, il serait malheureux en tout, peut-être épileptique, continuellement tourmenté par des fantômes et toutes sortes d'esprits infernaux. C'est pourquoi, les sages-femmes s'emparent de cette portion de membranes comme d'une pièce qui leur est due, afin d'inspirer la terreur aux parents, et d'en tirer plus d'argent en la leur vendant plus cher. »

Nous nous bornerons à ajouter ici que cette superstition avait son côté utile, en ce que les accoucheuses se précipitant sur les membranes qui menaçaient d'étouffer l'enfant, désobstruaient plus vite ses voies aériennes, ce qui était, nous n'avons pas de peine à l'avouer, un bonheur très grand pour les poumons du nouvel être avide de respirer.

Nous avons déjà dit plus haut que dans les cas de rupture centrale, lorsque la tête est basse, le liquide ne s'écoule que petit à petit, au commencement et à la fin de chaque douleur; or, il est bon de faire remarquer ici que si le travail traîne en longueur à cause de cet écoulement trop lent, on aura recours à la méthode de Puzos, qui consiste à soulever légèrement la tête à la fin de chaque douleur pour faciliter l'issue des eaux.

On fera bien de joindre à cette manœuvre une légère pression des parois abdominales ayant pour but de refouler le liquide de haut en bas; il n'en faudra souvent pas davantage pour donner de l'énergie aux contractions et hâter l'accouchement.

OBSERVATION I. — Mlle Berthe, 28 ans, couturière, secondipare, à terme. — Premières douleurs à 5 heures du matin, à midi dilatation complète, à 1 heure rupture de la poche des eaux, tête très basse; à 2 h. douleurs très faibles, le travail n'a pas avancé et le volume du ventre n'a guère diminué; il s'est écoulé très peu de liquide. A 2 heures 1/4 voyant que la tête ne descend pas, nous la soulevons légèrement avec le doigt introduit dans le vagin, tandis que de l'autre main nous pressons extérieurement.

sur les parois du ventre : ces deux moyens combinés nous font obtenir un écoulement de liquide assez abondant ; aussi, peu de temps après, les parois utérines rétractées et agacées par le contact du corps fœtal se contractent assez énergiquement pour qu'à 2 heures le travail soit complètement terminé.

OBSERVATION II. — Adélaïde F..., 22 ans, multipare à terme, 5 juillet 1881 ; à 4 heures du soir dilatation à peu près complète et écoulement d'une petite quantité du liquide ; à 6 heures tête basse, ventre volumineux, douleurs très faibles, les eaux ne s'écoulent plus ; à 6 heures 1/2, nous relevons la tête en pressant en même temps sur les parois abdominales ; il s'écoule une grande quantité de liquide, et dix minutes après les douleurs se réveillent, la femme pousse, la tête descend ; à 7 heures 1/2 l'accouchement se termine heureusement en première du sommet.....

. . . . '. . . .

Enfin, nous terminerons ce que nous avions à dire sur l'écoulement des eaux en ajoutant qu'une tête volumineuse et bien fixée, bouchant hermétiquement le canal pelvi-vaginal, empêche tout écoulement jusqu'au moment de son expulsion : dans ces cas, si les douleurs sont énergiques, il n'est pas rare, aussitôt la tête expulsée, de voir le liquide s'échapper avec violence et venir mouiller l'accoucheur ainsi que les assistants. Nous en avons fait nous-même, plus d'une fois, l'expérience, et il n'y pas un mois encore, nous trouvant au lit d'une parturiente dont le périnée menaçait d'éclater, nous n'y avions pas plus tôt porté la main, que la tête sortait, et avec elle un flot de liquide dont nous avions la figure inondée.

Est-il besoin de faire observer ici que, quoiqu'il arrive, on ne devra pas abandonner le périnée avant que le dégagement des épaules ne se soit effectué ?

CONDUITE DE L'ACCOUCHEUR APRÈS L'ÉCOULEMENT DES EAUX. — Nous avons déjà dit combien il importe, aussitôt la poche rompue, d'introduire un ou deux doigts dans le vagin, soit pour compléter le diagnostic de la présentation, soit pour s'assurer s'il n'y a pas une procidence du cordon; le moindre retard pourrait être fatal tant à la mère qu'à l'enfant — nous en avons donné les raisons plus haut, nous n'y insisterons donc plus. Nous ferons seulement observer ici que ce toucher devra être pratiqué sans parti pris et avec l'idée qu'on pourrait s'être trompé dans le diagnostic qu'on a fait antérieurement.

C'est là, sans doute, le vrai moyen d'éviter des erreurs analogues à celle dans laquelle donna un accoucheur, qui, ayant annoncé dans le courant du travail une présentation de la face, toucha la femme, à nouveau, après l'écoulement des eaux, puis montrant son doigt à des élèves présents, sans remarquer qu'il était chargé de méconium, croyait l'avoir retiré de la bouche fœtale. Il est presque inutile de dire avec quelle peine ces derniers durent contenir leur rire, en pensant que c'était, non certainement dans la bouche, mais bien dans l'anus que le doigt explorateur s'était chargé de méconium.

Cela étant dit, nous passerons à une autre question qui se présente souvent dans la pratique et qu'il importe d'étudier, à savoir: une femme peut-elle oui ou non se lever après qu'elle a fait les eaux? trois cas peuvent se présenter: 1° les douleurs sont faibles, mais la tête est fixée; la malade peut alors, nous dirons même plus, elle doit se lever et se promener, les mou-

vements ayant souvent pour résultat d'exciter les
contractions et d'accélérer le travail ; 2° les douleurs
sont faibles et la tête élevée et mobile ; dans ce cas, le
repos dans le décubitus dorsal nous paraît de rigueur,
la station debout facilitant la procidence du cordon
qui est si grave pour l'enfant ; 3° enfin, les douleurs
sont violentes, et alors la femme, si elle est multipare,
ne quittera point son lit. Nous croyons même impor-
tant, en pareil cas, de prévenir l'accoucheur contre
un piège qui lui est souvent tendu dans cette circonstance, et qu'on n'évite pas toujours : lorsque la tête profondément engagée dans l'excavation, presse fortement
sur le rectum, il n'est pas rare de voir la femme accu-
ser de fréquents besoins d'aller à la selle, et demander
à se lever. Or, pour peu que le travail soit avancé,
l'accoucheur devra s'y opposer d'une manière absolue,
et insistera pour qu'elle reste couchée, dût elle d'ailleurs salir son lit, qui doit être garni d'une alèze. Cette
conduite est de rigueur, croyons-nous, étant donné
qu'une seule douleur suffit parfois à amener l'expulsion du fœtus, et que si la femme est debout ou dans
une position telle que la main du praticien ne puisse
lui être d'aucun secours, il y aura à redouter : 1° pour
elle une rupture du périnée, un décollement du
placenta avec hémorragie grave, voire même un renversement de la matrice qui, s'il est rare n'est cependant pas impossible, dans les cas de placenta adhérent et de cordon bien résistant ; 2° pour l'enfant, une
chute soit dans le vase soit sur le parquet, comme nous
en citerons des cas ci-après.

Observation III. — Mlle Euphrasie F..., 22 ans, primipare à terme, le 21 mai 1881, à 3 heures du matin, petite douleur localisée au flanc gauche ; cette douleur disparaît pendant quelque temps pour reparaître à 8 heures du matin. A 9 heures légère perte rouge ; à partir de ce moment les douleurs sont devenues fortes et régulières. A midi des eaux s'écoulent, la malade ne se couche pas, et une heure après l'accouchement se faisant pendant qu'elle est debout, le fœtus (qui avait toujours bougé jusqu'à la fin) tombe sur le sol entraînant avec lui le cordon et le placenta Une hémorragie abondante se produit aussitôt, la femme est conduite à la clinique, elle perd toujours ; on lui donne de l'ergot de seigle, l'hémorragie s'arrête enfin. L'enfant du sexe féminin a succombé immédiatement au traumatisme occasionné par sa chute.

Observation IV. — Adrienne V..., 24 ans, multipare, à terme, le 25 mars 1880, à midi (à la clinique), dilatation complète, les eaux se sont écoulées depuis un quart d'heure. La malade accuse le besoin d'aller du ventre et demande à se lever ; les douleurs étant bonnes et la tête très basse, nous nous y opposons. Mais nous n'avons pas plus tôt quitté la salle des douleurs pour aller examiner une autre femme, que la patiente quitte son lit malgré notre défense et se met sur la chaise. Pendant les efforts de défécation, une douleur très vive apparaît, la femme crie, et quand nous accourons la tête a déjà franchi la vulve et butte contre les bords du vase ; en nous voyant arriver, Adrienne V... se lève pour regagner son lit, mais l'expulsion se fait immédiatement, et nous sommes assez heureux pour épargner à l'enfant une chute grave en le recevant sur nos genoux.

Le périnée qui n'a pu être soutenu présente une déchirure considérable. Pas d'hémorragie. Enfant vivant.

Observation V. — Gasparine B.... 21 ans, tisseuse, primipare, à terme. Le 15 juin 1879, à 8 heures du soir, col à 5 fr.; à 9 heures écoulement des eaux. La malade se lève pour aller au vase ; une forte douleur arrive, le travail de dégagement se fait ; la femme indocile et affolée se précipite sur son lit ; pendant ce temps l'enfant est expulsé, on le reçoit entre les mains, mais il glisse et tombe sur une couverture disposée au pied du lit. Le cordon tiraillé s'est rompu au point d'élection de la ligature (à 4 ou 5 travers de doigts de l'ombilic). Ni déchirure, ni hémorragie. L'enfant a vécu.

OBSERVATION VI. — Honorine R..., 32 ans, multipare, à terme. Petite douleur, le 6 avril, à 8 heures du matin; la femme se met alors en route pour se rendre chez une accoucheuse, mais au moment où elle traverse la place de la Charité, elle est prise brusquement de fortes douleurs, les eaux s'écoulent et l'accouchement se termine sur la place même immédiatement après. La mère et l'enfant liés l'un à l'autre par le cordon qui ne s'était pas rompu, sont transportés à la clinique à 9 heures moins 1/4. Légère hémorragie; enfant vivant.

Nous avons déjà dit, dans le courant de ce chapitre, qu'on pouvait représenter la rupture de la poche comme un signe précurseur d'une délivrance à bref délai; mais cela ne suffit pas, la femme ne manquant guère de s'enquérir sur le temps précis qui lui reste à souffrir. Or, s'il est permis de leurrer la patiente, à laquelle on peut et l'on doit même laisser croire qu'il ne faut plus que peu de douleurs pour terminer le travail, il y a tout intérêt, au contraire, à ne pas tromper la famille sur ce point. Ajoutons à cela qu'il n'est pas sans importance pour le praticien lui-même de connaître, d'une manière approximative tout au moins, si l'accouchement sera plus ou moins éloigné, afin de savoir s'il peut s'absenter et pour combien de temps.

Si nous consultions Churchill, qui a fait une statistique à ce sujet, nous devrions conclure que l'expulsion de l'enfant n'a lieu, en général, que trois heures après l'écoulement des eaux. Nous voudrions bien pouvoir partager l'opinion de cet auteur., mais ce serait rendre un triste service : 1° à la femme qui serait exposée à accoucher sans les secours de l'art, ce qui n'est pas toujours sans danger; 2° à l'accoucheur lui-même qui, s'étant éloigné, n'aurait pas à se louer de n'être de retour auprès de sa malade, surtout si elle est multipare, que longtemps après qu'elle est délivrée.

Dans notre première année, comme aide de clinique, lorsque nous étions encore tout à fait étranger à la pratique obstétricale, que de fois, ayant quitté la parturiente aussitôt après l'écoulement des eaux, ne nous est-il pas arrivé, à notre grande déception, de trouver tout terminé quand nous retournions une demi-heure après !

Cette célérité du travail nous a surpris tout d'abord; mais aujourd'hui que nous sommes plus familiarisé avec les accouchements, — et après avoir, ces cinq dernières années, suivi régulièrement la clinique, où il s'en fait plus de deux cents par an, nous pouvons dire que nous en avons vu un très grand nombre, — aujourd'hui donc, bien loin de nous étonner d'un tel fait, nous croyons pouvoir affirmer qu'en général, une fois les eaux écoulées, l'accouchement chez les multipares ne se fait attendre guère plus d'une *demi-heure*. Ce laps de temps, on le comprend aisément, est beaucoup plus long chez les primipares, où il varie de *1 à 2 heures*.

Nous donnons à l'appui de ce fait la statistique ci-après, qui repose sur 200 observations recueillies à la Charité, soit par nous-même, soit par notre ami, M. le docteur Peillon, qui a bien voulu, sur notre prière, porter toute son attention sur ce point :

TEMPS ÉCOULÉ ENTRE LA RUPTURE DE LA POCHE ET L'ACCOUCHEMENT

1º Multipares, sur 100 observations :

Ce temps a été.. 52 fois de............... 0 à 1/4 d'heure
—   20   —   ...... 1/4 à 1/2   —
—   17   —   ...... 1/2 à 1   —
—   8   —   ...... 1 à 2   —
—   3   —   ...... 2 à 3   —
          100

2º Primipares, sur 100 observations :

Ce temps a été.. 53 fois de............... 0 à 1 heure.
—   17   —   .... 1 à 2   —
—   17   —   .... 2 à 3   —
—   10   —   .... 3 à 4   —
—   3   —   .... 4 à 5   —
          100

Cette différence qui existe entre les multipares et les primipares n'étonnera personne si l'on réfléchit que chez les premières le fœtus, trouvant un chemin déjà tout frayé par celui qui l'a précédé, ne demande, pour être expulsé, que quelques douleurs ; mais chez une jeune femme qui accouche pour la première fois, les choses se passent tout autrement. Ici, en effet, le vagin et l'orifice vulvaire étant encore très étroits, très serrés, et conservant, quant à leur tissu, toute leur tonicité, de même que le périnée qui n'a jamais été distendu, luttent beaucoup plus vivement contre la progression de la tête fœtale, ce qui rend le travail à la fois plus long et plus douloureux, tant pour la mère que pour l'enfant.

Grossesse gémellaire. — Deux cas peuvent se présenter : ou bien il y a une loge pour chaque fœtus, ou bien il n'y en a qu'une seule pour les deux. Dans l'un

comme dans l'autre cas, il nous suffira de rappeler ce
que nous avons dit touchant la disposition des placentas qui, s'ils ne sont pas toujours confondus, toujours
ils sont unis tout au moins par un pont mémbraneux,
pour donner à entendre qu'on ne devra jamais songer
à pratiquer la délivrance avant de s'être assuré si la
matrice ne renferme pas un autre enfant. Et, de ce que
celle-ci s'est vidée de deux jumeaux il ne faudra pas
conclure qu'elle a fait tout ce qu'elle pouvait faire.

Baudouin a rapporté un fait de grossesse quadruple,
dans lequel il y avait une poche pour un des fœtus et
une pour les trois autres : à cette dernière correspon-
dait une masse placentaire unique donnant insertion
à trois cordons.

D'autre part, nous trouvons dans Dionis le passage
suivant : « Le comte d'Arnoton, occupé un jour à
jouer, ne voulait pas quitter la partie, lorsque son valet
étant venu l'avertir du premier, puis du second, puis
du troisième enfant dont la comtesse venait d'accoucher,
il s'écria : Ah! il faut que j'y aille, car il n'y a pas de
raison pour que cela finisse! »

Enfin, Mauriceau parle à son tour d'un certain cou-
vreur Hébert qui, complimenté dans un salon d'une
noble famille au sujet de ses quatre enfants, répondit
que si le pied ne lui eût pas glissé, il en aurait fait
la demi-douzaine.

Tous ces faits de grossesse multiple, quoique rares,
méritent néanmoins d'être mentionnés et ne doivent pas
échapper, au moment de l'accouchement, à l'esprit du
praticien qui, comme le comte d'Arnoton, devra toujours
se dire : il n'y a pas de raison pour que cela finisse!..

CHAPITRE III

DE LA RUPTURE PRÉMATURÉE

La rupture de la poche des eaux n'attend pas toujours pour se faire que la dilatation du col soit complète ou à peu près; il arrive souvent au contraire, qu'elle se produit dès l'apparition des douleurs, et il n'est même pas rare de la voir s'effectuer plusieurs jours, quelquefois plusieurs semaines avant le début du travail.

Etiologie : 1° *Dégénérescence des membranes.* — Les enveloppes de l'œuf présentent parfois une altération dans leur structure; dans ces cas, il est facile de comprendre que la poche étant moins résistante, le moindre effort suffira à les faire éclater, et les eaux pourront s'écouler prématurément.

2° *Distension exagérée des membranes,* due soit à une quantité trop considérable de liquide, soit à la présence de deux ou plusieurs fœtus dans la cavité amniotique. — Dans l'un comme dans l'autre cas, il arrive souvent un moment où les membranes ayant atteint leur maximum d'extensibilité, un nouveau surcroît du liquide, ou le développement toujours croissant des fœtus finissent par les faire céder. Ce phénomène est tellement commun que lorsque, au septième mois de la grossesse, par exemple, on se trouve en présence d'un ventre dont les dimensions rappellent celles d'une femme à terme, il ne sera pas sans importance de prévenir la famille que l'accouchement se fera très probablement avant son temps.

3° *Contractions indolores et ténuité des membranes.* — Sur la fin de la grossesse, la femme éprouve, avons-nous dit, des contractions indolores qu'il est facile de percevoir et même de provoquer par la palpation abdominale, le ventre se durcissant sous la main. Or, lorsque les membranes sont assez épaisses, elles tiennent bon, et leur déchirure ne se fait que quand le travail est assez avancé; mais si elles sont minces, si leur résistance est très faible, ces contractions primordiales seules suffiront souvent à amener leur rupture. C'est généralement à ces deux causes réunies qu'il faut attribuer l'écoulement prématuré des eaux chez ces femmes qui se voient inondées pendant qu'elles gardent un repos absolu, qu'elles soient assises ou couchées, comme cela arrive si souvent.

4° *Les voyages en voiture ou en chemin de fer, et les efforts de tout genre.* — Ainsi les unes perdent les eaux en se courbant; les autres pendant des efforts de défécation; d'autres en vomissant, en toussant ou même en riant, comme nous en avons observé un cas, il y a un an, chez Mme P..., qui n'ayant pas craint d'aller au théâtre les derniers jours de sa grossesse, se vit inondée, à la suite d'un grand éclat de rire, dans le courant même de la représentation.

5° *Insertion vélamenteuse du cordon.* — Nous devons à l'obligeance de M. le Dr Poullet les deux observations ci-après :

OBSERVATION VII. — Mme C..., âgée de 22 ans, à sa troisième grossesse, me fit appeler après avoir perdu un verre d'eau ; la conception ne remonte qu'à cinq mois, l'odeur du liquide ne permet pas de le confondre avec un liquide venant de la vessie ; il n'y a aucune douleur et aucune dilatation. Cette perte de liquide se reproduit chaque jour une ou deux fois, soit le jour, soit la nuit, indépendamment de tout mouvement de la malade ; je recommande le repos rigoureux au lit et je conseille de temps en temps un lavement de laudanum et chloral pour s'opposer au début des contractions utérines.

La malade, intelligente et docile, se prête rigoureusement à ce traitement qui ne dure pas moins de neuf semaines, pendant tout ce temps il ne s'est presque pas passé de jour où il n'y ait eu plusieurs serviettes complètement mouillées d'un flot de liquide amniotique qui me paraît coïncider avec de grands mouvements de l'enfant.

Enfin, lorsque les sept mois de grossesse furent passés, la malade se leva sans cependant sortir de chez elle ; après deux ou trois jours les douleurs se déclarèrent et j'assistai à un accouchement normal et assez rapide en raison du faible volume de l'enfant. Lorsque je procédai à la délivrance et dès les premières tractions, le cordon se rompit complètement malgré toutes les précautions possibles, et je dus faire une délivrance artificielle.

En examinant l'extrémité déchirée du cordon, je fus frappé de voir les trois vaisseaux ramper séparément dans un fragment des membranes que je pus étaler comme un éventail assez étendu, et je reconnus sans erreur possible, avoir affaire à une implantation vélamenteuse du cordon (V. 2e Obs. plus loin).

6° Le coït. — Mauriceau (1), qui n'avait point eu d'enfants en 46 ans de mariage, ayant défendu le coït vers la fin de la grossesse, s'attira de la part de Dionis (2) cette réponse assez peu charitable : « Pour moi, dit-il, pour moi qui ai une femme qui a été grosse vingt fois et qui m'a donné vingt enfants dont elle est accouchée à terme et heureusement, je suis persuadé que les caresses du mari ne gâtent rien. » Cette opinion de Dionis est d'autant plus erronée qu'elle repose sur un argument très faux : *(Ab uno disce omnes)*. Quoi de plus illogique en effet que de juger toutes les femmes d'après une seule, et notamment d'après celle de cet accoucheur qui brilla évidemment par son extrême fécondité ?

Et d'autre part, y a-t-il rien d'étonnant si des embrassements trop ardents ou trop fréquents amènent soit l'avortement, soit l'écoulement prématuré des eaux, et partant l'accouchement avant terme, surtout chez ces femmes très nerveuses et très sensibles de leur nature, ou devenant telles pendant la période de la gestation, comme cela arrive, paraît-il, quelquefois ?

(Plesmann cite le cas d'une femme qui, d'un tempérament très lascif, éprouvait pendant toute sa grossesse, un frémissement involontaire et très visible, toutes les fois qu'elle entendait seulement un mot qui pût lui rappeler l'idée du coït.)

Aussi, pour nous, loin de penser comme Dionis,

(1) *Maladies des femmes grosses*, p. 100 et 101.
(2) *Traité génér. des Accouch.*, p. 142 et 143.

nous préférons partager l'avis soit de Scévole de Sainte-
Marthe, qui s'exprime ainsi :

Vos venerem immodicam, ô matres, si cura salutis.
Vos venerem vitate : sibi nocet ipsa, suumque
Sæpe retexit opus.

Soit de Claude Quillet qui condamne les plaisirs de
l'amour, dans des termes encore plus durs :

Pestis acerba
Prægnantum Venus est, pulchrumque opus improba fœdat

. . . .

Concubitus igitur crebros quos fœta frequentat,
Quis non damnabit ?

Fréquence. — D'après une statistique de Garipuy,
la rupture prématurée des membranes se rencontrerait
une fois sur six à sept accouchements. Un tel résultat
est bien loin de nous étonner, puisque pour ne parler
que de faits récents, nous avons vu cet accident se
produire 25 fois (1 sur 4) sur les cent derniers accouchements qui se sont faits cette année à la clinique.
Nous devons ajouter ici, que, contrairement à ce qu'a
dit Garipuy, ce même accident s'est présenté plus souvent chez les primipares, ce qui nous a beaucoup surpris, étant donné que le col des multipares s'ouvrant
de très bonne heure, les membranes privées de support,
à ce niveau, devraient céder plus facilement.

Pronostic. — La rupture prématurée de la poche a
inquiété les anciens auteurs beaucoup plus qu'il ne
fallait : d'après eux cet accident devait toujours être

considéré comme une grave complication de l'accouchement.

Mme Lachapelle partageait cette opinion lorsque
M. P. Dubois essaya de rassurer l'illustre sage-femme
dont les craintes étaient considérablement exagérées :
il est certain, en effet, que la plupart du temps, la rupture prématurée n'entraîne, comme nous le verrons
plus loin, aucun inconvénient ni pour la mère ni pour
l'enfant. Hâtons-nous de dire cependant que les choses ne se passent pas toujours ainsi, et qu'il est admis
par tous que cet accident est très grave : 1° Lorsque la
grossesse n'est pas près de son terme ; dans ce cas, en
effet, il amène presque fatalement soit l'avortement,
soit l'accouchement prématuré, ce qui voue l'enfant,
non viable, à une mort certaine. Il est bon de noter
néanmoins, que, s'il ne dépasse pas le plus souvent
quelques heures, le temps qui sépare l'écoulement des
eaux du début du travail peut atteindre parfois quelques jours, voire même quelques semaines. Ainsi,
Bailly a cité un cas de 13 jours ; Tarnier en a vu un de
27. M. le professeur Berne a donné dernièrement des
soins à Mme X..., enceinte de 8 mois, qui, se trouvant
de passage à Lyon, a commencé à faire les eaux, sans
cause appréciable, et en l'absence de toute douleur ;
Consulté aussitôt, M. Berne lui a fait garder le lit pendant quinze jours, après quoi Mme X... ayant demandé
à partir est rentrée chez elle où elle a continué à faire
les eaux, mais n'est pas encore accouchée, malgré un
trajet de 12 heures en chemin de fer. (Il y a maintenant
25 jours que la poche s'est rompue).

Enfin, si nous consultons les deux observations de

M. Poullet, que nous citons dans le courant de ce travail, nous trouvons que les douleurs ne se sont déclarées que six semaines après l'écoulement des eaux, dans l'un des cas, et neuf semaines après, dans l'autre.

Ces exemples nous prouvent que, dût-elle se produire à une époque où la grossesse n'est pas encore avancée, la rupture prématurée des membranes ne fera jamais désespérer d'obtenir un enfant à terme, ou viable tout au moins.

Nous ferons observer en passant, que la femme enceinte peut parfois se voir inondée sans que la poche soit pour cela rompue. Ce phénomène, très rare d'ailleurs, se rencontre dans les cas des *fausses eaux* : Celles-ci, qui sont le fait d'une transsudation anormale des vaisseaux maternels, peuvent s'accumuler : 1° entre la matrice et les membranes, et alors, décollant graduellement ces dernières de haut en bas, elles arrivent jusqu'au col qui se dilate (douloureusement parfois) pour les laisser s'écouler, puis se referme pour se rouvrir à nouveau, si le liquide se reproduit ; 2° Les fausses eaux s'amassent entre le chorion et l'amnios (Mattei entr'autres en a cité plusieurs observations) ; dans ce cas, à mesure que le liquide s'accroît, le chorion se distend, se distend toujours, puis il crève et les eaux qu'il renferme s'échappent.

Il est presque inutile de dire qu'en présence d'un tel phénomène, la femme croyant à un commencement de travail s'effraiera d'autant plus qu'elle sera loin du terme.

Il appartiendra donc à l'accoucheur, en pareil cas, de la rassurer, et cela, avec d'autant plus de raison, que l'amnios étant intact, l'enfant continuera à être baigné dans son liquide, d'où l'accouchement pourra très bien ne se faire qu'au neuvième mois.

2° La rupture prématurée des membranes est également très grave dans les présentations élevées provenant soit d'une tête volumineuse, soit d'un bassin rétréci.

Dans ces cas, le col n'étant pressé ni par aucune partie fœtale ni par la poche (dont la présence serait alors si utile) on est parfois contraint d'en arriver à la dilatation forcée, ce qui fait courir à la mère un danger très sérieux. Ajoutons à cela que dans ces circonstances, le travail étant toujours très lent, l'enfant aura à supporter pendant longtemps, les contractions énergiques de la matrice qui compromettront d'autant plus son existence, que son cordon n'est plus protégé par ce coussin liquide qui en atténuait la pression.

Nous en dirons autant de la présentation transversale, dans laquelle, sans parler qu'on sera également obligé, pour introduire la main, de forcer le col, le glissement du fœtus contre des parois utérines qui le serrent presque spasmodiquement, sera plus difficile et en même temps plus dangereux tant pour la mère que pour l'enfant.

S'il fallait en croire Garipuy, les dangers de la rupture prématurée de la poche s'arrêteraient là ; et cet accident qui ne faciliterait nullement d'après lui, la procidence du cordon aurait même l'avantage de diminuer généralement la durée du travail.

Tel n'est pas notre avis ; et d'abord l'écoulement prématuré des eaux favorise indubitablement la chute du cordon ; le raisonnement d'une part, l'expérience de l'autre le prouvent suffisamment. Ainsi, supposons qu'une multipare chez laquelle la tête est élevée et mobile jusqu'à la dernière heure, fasse les eaux, par surprise, pendant qu'elle est debout ; trois causes favoriseront alors, la procidence du cordon : 1° La station verticale facilitant la descente d'une anse de cet organe, ainsi que l'écoulement des eaux ; 2° La position élevée de la tête fœtale, permettant à cette anse de glisser entre elle et les parois du bassin ; 3° Enfin, le courant liquide entraînant le cordon d'autant plus facilement qu'il est plus violent, comme cela se voit, par exemple, dans l'hydramnios que nous avons signalée comme une des causes les plus fréquentes de la rupture prématurée.

Rien de tout cela au contraire lorsque la poche se rompt à une période avancée du travail. A ce moment, en effet, non seulement la femme est couchée, mais aussi la tête étant d'ordinaire profondément fixée oppose une barrière tant au cordon qu'au liquide lui-même qui ne s'écoule plus que très lentement.

Cela dit, si nous interrogeons les faits nous arrivons à un résultat tout autre que celui donné par Garipuy ; ainsi, tandisque, sur 308 observations de rupture prématurée des membranes, ce dernier ne signale que deux cas de procidence du cordon, dont l'un serait même imputable à un rétrécissement du bassin, nos recherches personnelles nous ont fait constater que sur 80 cas seulement d'écoulement prématuré des eaux, cet accident grave pour l'enfant, a pu se produire quatre fois; ce qui nous donne évidemment une proportion beaucoup plus alarmante qu'on ne voudrait le faire supposer.

Voici dans quelles circonstances cette procidence du cordon a été constatée.

OBSERVATION VIII. — Marie V..., 18 ans, primipare à terme. Le 7 juillet 1880, à 5 heures du soir, rupture de la poche des eaux, sans douleurs; une demi-heure après la femme entre à la clinique avec des maux de reins. A ce moment, col encore épais, mou, dilaté à 1 cent. à peine, mais dilatable; la tête est élevée et mobile; et le doigt introduit à travers l'orifice utérin arrive sur une anse du cordon légèrement procidant dont il est aisé de compter les battements si on le presse légèrement contre le plan résistant du crâne. A 6 heures, vaines tentatives pour repousser le cordon en arrière; à 6 heures 1/4 la tête s'engage et le doigt ne trouve plus de procidence. (La femme est restée constamment dans le décubitus dorsal). A 7 heures 1/2, tête basse, douleurs plus vives; à 9 heures, la femme souffre beaucoup; on lui fait respirer du chloroforme. Enfin à 10 heures 35, l'accouchement se termine en O. I. D. P. Enfant vivant. Poids, 3 kilos 350 gr. Délivrance naturelle un quart d'heure après.

Est-il besoin de faire observer à propos de ce cas que si, le travail tardant à se déclarer, la femme au lieu de rester couchée eût continué à marcher, bien loin de se réduire, la procidence du cordon, serait allée, au grand détriment de l'enfant, en s'accentuant de plus en plus !

OBSERVATION IX. — Jeannette G..., 30 ans, primipare, à terme. Début du travail, 26 juillet à midi. Une heure après, rupture de la poche des eaux; les douleurs continuent. A 4 heures, dilatation à 1 fr., présentation élevée. A 6 heures, le col est à 2 fr. et la tête tend à s'engager à travers son orifice qu'elle dilate. A ce moment battements du cœur fœtal normaux. A 10 heures, la lèvre antérieure du col oppose seule un peu de résistance. A 10 heures 1/4 le col est franchi et ce n'est qu'alors qu'on peut reconnaître une procidence du cordon. A 10 heures 1/2 l'accouchement se termine en première du sommet, et on obtient un en-

fant du sexe féminin qu'il est impossible de ramener à la vie : la
mort ne date que de quelques instants. Poids, 3 kilos 200 gr.
Délivrance normale.

OBSERVATION X. — Clémentine L..., 21 ans, primipare. Premières mouches, 8 juin, à 10 heures du soir. Le lendemain, à
2 heures 1/2 du matin, rupture de la poche des eaux; à 3 heures
apparition des vraies douleurs; col à 2 fr., présentation du siège
en première position. A 6 heures dilatation complète et procidence
du cordon flottant dans le vagin. Immédiatement on procède à
l'extraction du fœtus qui ne crie pas tout d'abord, mais qu'on
parvient à ranimer, quelques minutes après. Délivrance normale.

OBSERVATION XI. — Mme X..., âgée de 26 ans, est au commencement du sixième mois de sa troisième grossesse; à la prome-
nade, sans aucun malaise antérieur, sans effort anormal, elle est
brusquement inondée par une grande quantité d'eau. Appelé en
toute hâte, je fais prendre des lavements opiacés contenant aussi
du chloral et conseille le décubitus horizontal qui m'avait déjà si
bien réussi. Cependant malgré ma recommandation cette malade
ne peut se résigner à garder le lit; sans toutefois sortir de chez
elle, elle marcha presque constamment sans éprouver d'autre
signe anormal que l'écoulement très souvent réitéré d'une grande
quantité d'eau, sans jamais voir du sang ni éprouver aucune
douleur.

Six semaines environ après la rupture de l'œuf, après quelques
douleurs légères et quelques efforts de défécation, je suis appelé
pour constater une précidence du cordon. La dilatation de l'orifice
était égale à une pièce de 1 fr.; les contractions étaient très
faibles, les pulsations dans le cordon dénotaient un enfant vivant;
toute tentative de réduction reste infructueuse, et à mon grand
regret je ne puis qu'assister impuissant à la mort de ce petit
être. Les battements s'affaiblissent insensiblement et cessent environ deux heures après l'issue du cordon; toutefois l'accouchement semble ne pas encore devoir se produire et ce n'est que dix
heures plus tard que, les douleurs une fois bien établies, l'expulsion peut s'effectuer normalement. Délivrance par *expression*.—
Le placenta présenté à la Société de médecine offre un bel exemple d'implantation vélamenteuse (M. Poullet, *Annales de gyné-
cologie*).

Pour ce qui est de la durée du travail elle diminue croyons-nous, d'autant plus que l'écoulement des eaux se fait le plus loin de l'apparition des douleurs. Dans ce cas, en effet, le liquide amniotique qui s'écoule d'ordinaire très lentement produit la même action que des douches ou des injections tièdes continues : aussi, le segment inférieur de l'utérus et les parois du vagin devenus par là plus lâches et plus souples, se dilatent plus facilement et opposent beaucoup moins de résistance à la progression du fœtus qui est expulsé en très peu de temps, ainsi qu'il résulte des observations ci-après.

OBSERVATION XII.— Mélanie M..., 21 ans, primipare, à terme. Rupture des membranes deux jours avant l'apparition des douleurs. Durée du travail 4 heures. Fille bien portante, 2,500 gr. Présentation du sommet en O. I. G. A.

OBSERVATION XIII. — Jeanne L..., 22 ans, tisseuse, secondipare, à terme. Rupture des membranes 8 heures avant premières douleurs. Durée du travail 3 heures. Garçon bien portant en première du sommet. (Clinique).

OBSERVATION XIV. — Julie B..., 35 ans, domestique; troisième grossesse, à terme. Rupture des membranes 21 heures avant les premières douleurs. Durée du travail 2 heures. Garçon bien portant en première du sommet, du poids de 3 kilos 700 gr. (Clinique).

OBSERVATION XV. — Hon..., 40 ans, journalière, multipare, à terme. Rupture des membranes 67 heures avant l'apparition des douleurs; durée du travail 1 heure 2 minutes. Enfant bien portant, du poids de 3,930 gr.; sommet en O. I. G. A. (Garipuy).

OBSERVATION XVI. — Est..., 26 ans, cuisinière, secondipare, à terme. Rupture des membranes 21 heures avant les premières

douleurs. 2 heures 30 de travail. Enfant volumineux, 4,100 gr.
Sommet en O. I. G. A.

OBSERVATION XVII. — Justine L..., 24 ans, tisseuse, primipare, à terme. Rupture des membranes 4 jours avant l'apparition
des douleurs. (La poche s'est reformée). 7 heures de travail.
Fille vivante, poids 3,200 gr. Présentation du sommet en O.I.G.A.
(Clinique, 1880).

OBSERVATION XVIII. — Deu..., 23 ans, journalière; bonne
constitution, 1 garçon à terme; arrivée à 8 mois et demi de grossesse. Rupture des membranes 86 heures avant les premières
douleurs; durée du travail 3 heures 16. Etat physique de l'enfant, bon; poids 2,750 gr. Présentation du sommet en O. I. G. A.
(Thèse de Garipuy).

OBSERVATION XIX. — Gr..., domestique, 26 ans, bonne constitution, secundipare, à terme. Rupture des membranes 48 heures
avant les premières douleurs. 5 heures de travail. Enfant bien
portant, du poids de 3,400 gr. Sommet en O. I. G. A. (Garipuy).

OBSERVATION XX. — Suzanne F..., 21 ans, tisseuse, primipare, à terme. Rupture des membranes 2 jours avant l'apparition
des douleurs. Durée du travail 6 heures. Enfant bien conformé.
Sommet en O. I. G. A. (Clinique obstétricale, 26 décembre
1881).

OBSERVATION XXI. — Célestine P..., 30 ans, multipare, à
terme. Rupture des membranes 28 heures avant les premières
douleurs (en chemin de fer). 5 heures 1/2 de travail. Enfant vivant en première position. (Clinique).

OBSERVATION XXII. — Hélène F., lingère, multipare à
terme. Rupture des membranes 2 jours avant premières douleurs. 4 heures de travail. Enfant vivant en O. I. G. A. (Clinique obstétricale, 18 mars 1881).

OBSERVATION XXIII. — Lacroix G., 23 ans, dévideuse, primipare à terme. Rupture des membranes 2 jours avant premières

douleurs. Durée du travail 8 heures. Fille 3,100 grammes. O.
I. G.A. (Clinique 23 mars 1881).

OBSERVATION XXIV. — Pierrette S., 22 ans, domestique,
primipare à terme. Rupture des membranes 18 heures avant
douleurs. 4 heures de travail. Garçon 2180 (Clinique).

Mais lorsque la rupture de l'œuf se fait immédiatement
avant ou peu de temps après les premières douleurs, le
travail peut encore, il est vrai, marcher assez vite ;
nous dirons même, que chez une femme molle et lym-
phatique, dont le muscle utérin n'a qu'une contractilité
faible ou paresseuse, la pression directe de la tête
pourra stimuler utilement les contractions et hâter
l'accouchement. Cependant, la plupart du temps, dans
ces cas, le travail traîne en longueur, et cela est dû,
croyons-nous, à ce que la tête ne se mettant pas en rapport avec le col, soit parce que le segment inférieur de
l'utérus encore résistant la retient en haut, soit parce
que l'orifice utérin à peine entr'ouvert ne peut pas la
recevoir, celui-ci n'étant plus pressé directement ni
par la poche, ni par aucune partie fœtale ne se dilate
que très lentement.

Les observations qui suivent ne laisse ont pas de
doute sur ce point :

OBSERVATION XXV. — Joséphine P., domestique, 22 ans,
primipare à terme. Mouches 14 mars dans la journée. A minuit
rupture spontanée des membranes ; col à 1 centimètre. A
5 heures du matin bonnes douleurs, la dilatation se fait lente-
tement. A 11 heures douleurs très fortes, dilatation presque
complète, lèvre antérieure du col œdémateuse. A midi tête assez
basse, les douleurs deviennent plus rares. A 3 heures même
état. Le refoulement de la lèvre antérieure n'amène point de

résultat. On applique le forceps (incisions latérales de Chailly).
Fille vivante en première du sommet (Clinique).

OBSERVATION XXVI. — Lac. C., 24 ans, domestique, bonne
constitution ; secondipare. Rupture des membranes au moment
des premières douleurs. 28 heures 15 de travail. Enfant vivant
(3360 grammes). Sommet en O. I. G. P. (Garipuy).

OBSERVATION XXVII. — T... fleuriste, 29 ans, primipare,
bonne constitution. Grossesse de 8 mois. Rupture des membranes
au moment des premières douleurs. Durée de travail 28 heures
35 minutes. Enfant vivant (2130 grammes). Présentation du
sommet en O. I. G. A.

OBSERVATION XXVIII. — Jeanne B., 25 ans, primipare,
bonne constitution; à terme. Rupture des membranes 1 heure
après les premières douleurs. Durée du travail 18 heures. Fille
bien portante en première du sommet (Clinique).

OBSERVATION XXIX. — Philomène G., 21 ans, ouvrière,
primipare à terme. Rupture des membranes 1/2 heure après
l'apparition des douleurs Durée du travail 17 heures (Clinique).

OBSERVATION XXX — Cécile J., 25 ans, dévideuse, primipare à terme. Rupture des membranes 1/4 d'heure après premières douleurs. Durée du travail 22 heures. Garçon vivant
3150. O. I. G. A· (Clinique, 19 avril 1881).

OBSERVATION XXXI. — Mlle Henriette P., 28 ans, piqueuse de
bottines, primipare à terme. Rupture des membranes 1 heure
avant l'apparition des douleurs. 40 heures de travail (application
de forceps). Bassin normal. Garçon 3150 grammes, un peu
cyanosé, on parvient à le ranimer. Présentation du sommet en
O. I. G. A.

OBSERVATION XXXII. — Gabrielle T., 24 ans, tailleuse,
secondipare à terme. Rupture des membranes 1/2 heure après
les premières douleurs. Durée du travail 30 heures. Garçon
2900 grammes. Présentation du sommet en O. I. G. A. (Clinique
obstétricale).

Observation XXXIII. — Marie P., 31 ans, lingère, bonne constitution, secondipare à terme. Rupture des membranes dès l'apparition des premières douleurs. 18 heures de travail. Enfant vivant 3200 grammes. Présentation du sommet en O. I. G. A. (Clinique 1877).

Observation XXXIV. — Tarpin E., 26 ans, cuisinière, secondipare, bien conformée à terme. Rupture des membranes 3 heures avant l'apparition des douleurs. Durée du travail 25 heures 50. Garçon bien portant. O. I. D. P. (Clinique 1877).

Ajoutons à cela que si l'on a affaire à une de ces femmes excessivement nerveuses dont l'irritabilité du col utérin est extrême, il est certain que, surpris pour ainsi dire par la pression de la tête, pression à la fois plus brusque et plus brutale que celle de la poche, le col, bien loin de céder, pourra se raidir, se tétaniser en quelque sorte, et lutter pendant longtemps contre les contractions expulsives qui s'exerçant alors directement sur l'enfant, pourront compromettre sérieusement son existence.

Cet accident peut être également très grave pour la mère, soit que le col, atteint de rigidité, se rupture spontanément sous l'influence d'une forte douleur, soit qu'on se trouve contraint de l'inciser pour hâter l'accouchement, comme nous avons pu en observer un cas dans le service de M. le professeur Bouchacourt.

Voilà d'ailleurs des observations à l'appui de ce que nous avançons :

Observation XXXV. — Femme B..., 22 ans, confectionneuse, à terme, secondipare. Rupture des membranes 1 heure avant les premières douleurs; application du forceps après 68 heures 45 de travail; rigidité très grande du col. — Enfant né mourant, du poids de 3950 gr. Présentation du sommet O. I. D. P. (Garipuy).

OBSERVATION XXXVI. — Marie C., 26 ans, primipare, à terme. Rupture des membranes, le 22 avril 18˙5, à 7 heures du soir. 2 heures après, les douleurs apparaissent, la malade souffre toute la nuit. Le lendemain à 8 heures du matin, douleurs toujours très vives, col à 5 fr. A 11 heures même dilatation, la lèvre antérieure du col très rigide coiffe la tête et empêche sa progression. A 2 heures 1/2 même état du col, malgré les contractions toujours très énergiques. A 3 heures les douleurs diminuent de fréquence et de durée. A 3 heures 1/2 M. Bouchacourt sectionne la bride à l'aide de deux incisions immédiatement suivies du relâchement du col. Néanmoins la tête fait peu de progrès; le travail ne recommence qu'à 5 heures, et l'accouchement se termine à 7 heures 1/4 en deuxième du sommet.

Délivrance quelques minutes après. Enfant vivant. La femme a pu partir en bon état.

OBSERVATION XXXVII. — Mélanie S..., 23 ans, primipare, bonne constitution, à terme. Rupture des membranes 2 heures après les premières douleurs qui ont débuté le 15 mai 1881 à midi. Entrée à la clinique à 6 heures 1/2. A ce moment tête mobile au-dessus du détroit supérieur, col encore épais, ramolli, dilatation de 1 cent., battements du cœur fœtal à droite. A 10 h. du soir même état; le doigt revient chargé de méconium. Pendant la nuit, douleurs plus intenses. Le 16, à 9 heures du matin dilatation à 1 cent. 1/2, col plus aminci, la tête commence à se fixer. Grand bain. Midi, dilatation de 2 cent. tête fixée. 3 heures, bain de siège; 6 heures, tête encore élevée. On porte sur le col une pilule de belladone; 7 heures, bain de siège; 9 heures, même état du col (2 cent.), battements du cœur fœtal toujours à droite. A ce moment on cherche à dilater l'orifice pendant les douleurs à l'aide de l'index replié en crochet; lèvre antérieure très ferme, la postérieure plus amincie et plus souple. Enfin le travail n'avançant pas, on anesthésie la malade au chloroforme et on applique le forceps. L'enfant (fille) pèse 2900 gr. et n'a pas respiré. Présentation O. I. D. P. (Clinique 1880),

Observation XXXVIII. — Benoîte D..., 17 ans, primipare, à terme. Rupture des membranes, 10 juin, à 11 heures 1/2 du matin. A 2 heures du soir apparition des premières douleurs, col en arrière, épais, dilaté à 2 cent. A 4 heures même état; à 6 h. les douleurs faiblissent pour ne redevenir fortes que le lendemain à 3 heures du matin. A 7 heures 30, col à 4 cent. dur, peu dilatable, tête basse, contractions très énergiques toutes les trois minutes. A 10 heures mêmes contractions et même état du col, celui-ci ne se dilate pas; œdème de la lèvre antérieure: à 11 h., dilatation à 4 cent. 1/2, douleurs toujours très fortes. A ce moment demi-anesthésie à l'aide du chloroforme, la tête descend très lentement. A midi le travail n'a que peu ou point avancé, lorsque M. Bouchacourt se décide à hâter sa terminaison par l'application du leniceps de Mattei. Enfant cyanosé, on a beaucoup de peine à le ranimer. Délivrance normale, suites heureuses.

Nous ne terminerons pas ce que nous avions à dire sur les dangers de la rupture prématurée des membranes, sans faire remarquer que, si l'enfant peut encore continuer à vivre dans la cavité amniotique après l'issue des eaux, son existence n'en est pas moins menacée; de plus, il est évident que si, pour n'importe quelle cause d'ailleurs, il venait à succomber, son contact avec l'air extérieur le ferait tomber en putréfaction, d'où développement de gaz, distension de la matrice, physométrie en un mot, et partant nouveau danger pour la mère.

A toutes ces considérations, si nous ajoutons que l'irritation, que l'agacement produits par la tête sur les fibres du col, pourraient, chez les femmes tout au moins qui y sont prédisposées, éveiller des crises d'éclampsie, on comprendra pourquoi, plus réservé dans notre pronostic, nous pensons que si elle ne doit pas toujours effrayer le praticien, au moins, la rupture pré-

màturée des membranes doit attirer tout particulière-
ment son attention.

TRAITEMENT.—Appelé auprès d'une femme qui fait les
eaux prématurément, on n'aura rien de plus pressé que
de lui imposer rigoureusement non seulement le repos
absolu, mais le décubitus dorsal prolongé; il sera
même, prudent en pareil cas, pour diminuer la décli-
vité naturelle de la matrice, de tenir le bassin légèrement relevé. On parviendra ainsi : 1° à conserver
plus ou moins de liquide dans la cavité amniotique;
2° à rendre plus difficile la procidence du cordon;
3° enfin, si la grossesse n'est pas à terme, à éloigner
l'apparition des douleurs que les mouvements tendent
toujours à éveiller, au détriment de l'enfant. Les deux
observations de M. Poullet, citées plus loin, et bien
d'autres que nous pourrions produire à l'appui, nous
paraissent propres à faire accepter le conseil que nous
donnons.

Inutile d'ajouter que si la chute du cordon a déjà eu
lieu ou se produit ultérieurement, il faudra immédiatement recourir aux moyens commandés par cette grave
complication. Mais pour ce qui est des cas ordinaires,
on se contentera d'attendre, à moins cependant que le
stéthoscope ne dénonce un fœtus souffrant; on retiendra
donc ici que quand la femme ou les parents insis-
teraient pour qu'il intervienne, le praticien s'y refu-
sera, en ayant soin de leur persuader que l'accouchement, surtout si la grossesse n'est pas à terme, se
terminera d'autant plus heureusement pour la mère et
pour l'enfant, qu'il tardera plus longtemps à se faire.

Disons en terminant que le rôle de l'accoucheur ne consiste seulement pas à combattre les suites de la rupture prématurée, mais bien aussi à prévenir cet accident. Aussi, étant donné une femme enceinte, et notamment une femme atteinte d'hydramnios ou ayant déjà perdu les eaux prématurément dans des grossesses précédentes, l'homme de l'art devra la tenir en garde contre tout ce qui pourrait provoquer la déchirure des membranes (fatigues, efforts, chutes, bal, voyages, etc,). Il n'est pas de ménagement, on le sait, dont une femme en cet état n'ait besoin. (Les anciens le comprenaient si bien qu'à Rome, par exemple, une loi dispensait les femmes enceintes de se ranger et de se confondre avec la foule quand le magistrait passait.)

Est-il besoin d'ajouter ici que la toux, les vomissements incoercibles, etc., seront combattus hâtivement et avec le plus grand soin ?

Enfin, pour ce qui est des rapports sexuels, il est évident qu'on devra les proscrire d'une manière absolue, toutes les fois qu'il y aura lieu de craindre un écoulement prématuré des eaux. Dans tous les cas du reste, une extrême modération sera de rigueur, d'où nous dirons avec Tillet :

> Pour conserver le fruit de vos chastes plaisirs
> Réprimez désormais vos amoureux désirs :
> Au feu qui vit en vous un autre feu peut nuire,
> Et ce qu'Amour a fait, Amour peut le détruire.

CHAPITRE IV

—

RUPTURE ARTIFICIELLE DE LA POCHE DES EAUX

Déjà, dans le courant de ce travail, nous avons pro-
noncé le mot de rupture artificielle des membranes ;
plus souvent qu'on ne pense, en effet, soit pour hâter
l'accouchement, soit pour conjurer un danger qui me-
nace à la fois la mère et l'enfant, le praticien est appelé
à pratiquer cette rupture dans les circonstances que
voilà : 1° Faiblesse des contractions ; 2° Présentation
élevée ; 3° Poche plate ; 4° Eclampsie ; Accouchement
prématuré artificiel ; 6° Consistance trop grande des
membranes ; 7° Mobilité du fœtus ; 8° Hydramnios ;
9° Grossesse multiple ; 10° Hémorrhagie utérine.

I. — Faiblesse des contractions

La faiblesse des contractions qui dépend soit d'une
constitution débile de la femme, soit d'une distension

énorme de la matrice, soit enfin d'une paresse ou d'un vice quelconque de cet organe, se rencontre encore assez souvent dans la pratique. Dans ce cas, le col ne se dilate que très lentement ; la tête descend peu ou point, enfin le travail traîne en longueur et la femme, tourmentée par des maux de reins aussi infructueux que pénibles, s'épuise en vains efforts et demande à être délivrée. Il est bon de savoir alors que, si la présentation étant normale et profondément engagée à travers un bassin régulier, la dilatation est assez avancée, l'accoucheur devra intervenir en rompant la poche artificiellement. Aussitôt le liquide écoulé, les fibres utérines, d'une part, rétractées et augmentées d'épaisseur, de l'autre irritées, agacées par le contact immédiat du corps fœtal, se contracteront avec plus d'énergie et hâteront l'accouchement, ainsi qu'il résulte des observations que voilà :

OBSERVATION XXXIX.— Marguerite M., 26 ans, primipare à terme. Premières douleurs le 8 avril 1878, à 10 heures du matin. A midi, contractions faibles et espacées ; à 10 heures du soir col à 2 fr. Le travail marche lentement, le lendemain à 10 heures du matin dilatation complète ; présentation du sommet assez élevée ; à 11 heures 1/2 même état ; douleurs toujours très faibles ; à ce moment, M. Bouchacourt rompt la poche ; les eaux écoulées, les contractions se réveillent aussitôt plus fréquentes et plus énergiques et à midi 1/4 l'accouchement se termine en première du sommet. Enfant vivant.

OBSERVATION XL. — Marie D., 24 ans, secondipare. Début du travail le 14 février 1879, à 3 heures du soir. Les douleurs d'abord assez vives et assez fréquentes deviennent faibles et rares à 9 heures. A 11 heures les contractions reparaissent mais elles sont peu énergiques. A minuit, dilatation complète ; tête dans l'excavation. A minuit 1/2 même état ; on rompt alors la poche ; immédiatement les douleurs prennent de l'énergie et à 1 heure du matin le dégagement se fait en 2ᵉ du sommet.

OBSERVATION XLI. — David M , 21 ans, primipare, tisseuse, à terme. Début du travail, 24 avril 1881. A 4 heures du soir, petites douleurs. Le 25 au matin, dilatation de 1 centimètre 1/2, douleurs très faibles, contractions peu énergiques. A 5 heures du soir, même état du col, même faiblesse des douleurs. Tête basse. Dans la nuit le travail n'avance pas. Le 26, à 8 heures du matin, rien n'est changé. Bain de siège ; douleurs moins rares. A 3 heures du soir, col à 2 centimètres. Poche des eaux formée. A 4 heures, le travail n'avançant pas, nous rompons les membranes. A partir de ce moment les douleurs sont plus fréquentes et plus vives. A 5 heures dilatation à 4 cen imètres 1/2. La tête descend. A 6 heures, les contractions étant énergiques l'accouchement se termine en première du sommet (Garçon bien portant).

OBSERVATION XLII. — Jeanne-Marie P., primipare. Premières douleurs, 24 mai, à midi. Contractions peu énergiques. A 7 heures du soir, col à 1 centimètre. Tête basse. Douleurs faibles toute la nuit. Le 25, à 7 heures du matin, dilatation à 2 centimètres 1/2. A 11 heures, col à 3 centimètres. A partir de ce moment les douleurs s'éloignent et perdent de leur force. Bain de siège de 20 minutes. Pilules de belladone sur le col, rien ne sert. A 4 heures, dilatation à 4 centimètres. A 7 heures, dilatation presque complète. A 9 heures du soir, même état ; on rompt alors les membranes ; peu de temps après, les douleurs se réveillent et à 10 heures l'accouchement se termine en première du sommet.

OBSERVATION XLIII. — Mˡˡᵉ Clémence P., 28 ans, multipare. Premières douleurs à 5 heures du soir ; elles sont faibles toute la nuit et la dilatation qui se fait lentement n'est complète que le lendemain à midi. A 4 heures du soir, le travail n'ayant pas avancé, on rompt la poche ; les contractions deviennent dès lors énergiques, et à 5 heures le dégagement s'effectue en première du sommet. Enfant vivant.

II, — Présentation élevée

Tant que les membranes sont intactes, la pression verticale de la matrice tendant à faire avancer l'enfant de haut en bas est détruite en partie, tout au moins, par le liquide de la poche qui pressé par la tête, et ne pouvant s'échapper d'aucun côté, presse, à son tour, en sens inverse sur cette partie fœtale et s'oppose ainsi à sa progression. C'est à cette cause qu'on doit attribuer, en grande partie, ces présentations élevées et cette lenteur du travail, dans le cas où les douleurs étant vives, les dimensions de la tête et celles du bassin n'offrent rien de particulier. Aussi, pour y remédier, rien de mieux à faire que de rompre les membranes et de faire écouler les eaux ; soudain, alors, la tête s'engage et la pression verticale utilisée dans son entier, comme force expulsive, ne tarde pas à achever le dégagement. Voici, du reste, des observations qui le prouveront suffisamment :

OBSERVATION XLIV. — Victoire C..., 21 ans, primipare. A été toujours réglée jusqu'au septième mois de sa grossesse. Premières douleurs, 2 décembre, à 5 heures du soir. Entre à la clinique le lendemain à 10 heures du matin ; à ce moment, col à 2 cent., tête très élevée, douleurs intenses et fréquentes. A midi, même état ; à 4 heures du soir col à 3 cent., contractions toujours énergiques et fréquentes ; à 5 heures, la présentation étant toujours élevée, M. le professeur Bouchacourt rompt les membranes ; aussitôt la tête descend, et à 5 heures 1/2 l'accouchement se fait en quatrième du sommet. (Garçon 3 kilos 50 gr. Délivrance normale)

OBSERVATION XLV. — Jeanne P..., 24 ans, passementière, multipare, à terme; premières douleurs, 11 mars 1875, à 2 heures du matin, à 9 heures, contractions énergiques; col à 2 fr., tête tellement élevée qu'on ne distingue pas la présentation; à 11 h., dilatation complète; poche volumineuse; à midi, même état, on ne sait pas encore quelle est la partie qui se présente; à 1 heure 20, on arrive à reconnaître un sommet en deuxième position. Enfin, à 2 heures 55, la présentation étant toujours élevée, malgré de bonnes et fréquentes douleurs, on a recours à la rupture de la poche; aussitôt les eaux écoulées, la tête s'engage, et à 3 heures 15 l'accouchement se termine en deuxième du sommet. Enfant bien portant.

OBSERVATION XLVI. — Mélanie P..., 21 ans, tisseuse, multipare. Premier accouchement à 18 ans. Mouches le 13 mars 1876 dans la journée. A 8 heures du soir, col à 1 cent. Le 14, à 4 heures du matin, douleurs très fortes; à partir de ce moment la dilatation se fait rapidement et est complète à 10 heures. Poche volumineuse; beaucoup d'eau, tête très élevée, contractions énergiques. A midi 20, présentation toujours élevée, et comme les douleurs faiblissent, on rompt la poche; immédiatement la tête descend et à midi 40 l'expulsion se fait en première du sommet. (Garçon 3120 gr.).

III. — Poche plate

Pour que la poche des eaux intervienne utilement dans la dilatation du col, il faut que le liquide qu'elle renferme soit en assez grande quantité et aille en augmentant à chaque douleur, de manière à distendre de plus en plus les membranes qui, s'engageant, comme un coin, à travers l'orifice utérin, tendent toujours à en écarter les bords. Dans les cas de poche plate, rien de tout cela : la couche de liquide qui sépare les membranes de la partie fœtale qui se présente est nulle ou à peu près, ces membranes étant collées à la tête qui, basse d'ordinaire et bien fixée, barre tout passage aux eaux situées au-dessus. Il résulte donc de cette disposition que bien loin d'accélérer le travail, cette poche ne fait que le retarder ; en effet, non-seulement elle oppose à la tête une résistance inutile, mais elle l'empêche même de se mettre en rapport direct avec le col qu'elle ne manquerait pas de dilater soit directement, en s'engageant dans son orifice, soit indirectement, en stimulant ses fibres et en excitant les conctractions.

Dans des cas de ce genre par conséquent, on est d'autant plus autorisé à percer les membranes, que l'on a affaire, la plupart du temps, à un bassin normal et à un sommet profondément engagé :

OBSERVATION XLVII.— Mlle Césarine L..., 28 ans, secondipare, à terme. Apparition des douleurs le 13 mars 1881 à midi. A 4 heures du soir col à 1 fr. Le 14, à 1 heure du matin, douleurs fréquentes et énergiques: dilatation à 2 fr. A 11 heures dilatation complète; poche plate, très peu d'eau entre les membranes et la tête qui est basse; à midi 3/4, voyant que le travail n'avance pas, M. Bouchacourt rompt les membranes; aussitôt après, la tête descend, et à 1 heure 20 l'accouchement se termine en O. I. D. P. (Garçon, 3,420 gr. Délivrance naturelle).

OBSERVATION XLVIII.— Mlle Suzanne St..., 21 ans, dévideuse, primipare, à terme. Premières douleurs, 24 avril à 6 heures du soir; le 26, à 5 heures du matin, elles sont très fortes. A 8 heures, col à 2 fr. A midi dilatation complète ; les membranes sont collées à la tête qui est très basse. A 4 heures, le travail n'ayant pas avancé, on rompt la poche. A 4 heures 1/2 l'accouchement est terminé. Enfant vivant.

OBSERVATION XLIX.— Mariette B..., 22 ans, couturière, multipare. Premières douleurs, à 10 heures du matin. A 6 heures du soir, dilatation complète, tête basse, poche plate. A 8 heures, le travail n'avançant pas malgré les bonnes douleurs, on rompt la poche; à 8 heures 1/2 l'accouchement s'effectue en première du sommet. (Garçon bien constitué).

IV. – Eclampsie

Dans les cas d'éclampsie, Mauriceau, Velpeau, etc., conseillaient, si l'enfant était vivant, de rompre les membranes pour faire, de suite, la version.

Or, cette pratique est évidemment dangereuse :

1º Pour l'enfant qui, privé de son liquide protecteur, aura à supporter directement les contractions spasmodiques de la matrice, que son contact ne fera qu'exciter de plus en plus ;

2º Pour la mère elle-même, dont les fibres utérines, plus douloureusement irritée par la pression immédiate du corps fœtal, augmenteront tant la fréquence, que l'intensité des convulsions.

Ajoutons à cela que le travail se faisant attendre souvent longtemps après l'écoulement des eaux, l'introduction de la main peut faire subir au col, spasmodiquement resserré, des désordres graves qui mettront en danger la vie de la mère, sans ménager celle de l'enfant.qu'il est malaisé de retourner dans une matrice qui l'étreint vigoureusement.

Nous devons dire toutefois, que s'il ne faut pas adopter la rupture prématurée des membranes comme traitement général de l'éclampsie, on pourra cependant y avoir recours dans les cas que voici : 1º lorsque les convulsions ne se déclarant qu'au moment où les contractions sont le plus violentes, on a lieu de supposer qu'elles dépendent exclusivement d'une irritation excessivement douloureuse des fibres utérines ; alors, si la dilatation est avancée et la tête très basse, on peut, en perçant la poche, précipiter l'accouchement, et arrêter peut-être les accès, en enrayant la cause qui les provoquait.

2° Lorsqu'on a lieu de croire que les convulsions sont le fait d'une congestion cérébrale, produite par la pression qu'un utérus trop développé exercerait en se contractant sur l'aorte abdominale.

Il est facile de comprendre qu'en pareil cas, si l'on diminue le volume de la matrice en faisant écouler les eaux, la circulation reprendra son cours vers la partie inférieure du tronc, d'où les nerfs du cerveau, n'étant plus irrités par un afflux trop considérable de sang, les convulsions pourront cesser ;

3° Enfin, on est encore autorisé à faire écouler les eaux prématurément, si l'on a quelque raison pour admettre que les crises d'éclampsie sont dues à une irritation trop vive des nerfs de la matrice, irritation consécutive à une distension énorme de cet organe. (Hydramnios, grossesse multiple, etc.)

V. Accouchement prématuré artificiel.

Partant de ce fait que l'écoulement prématuré des eaux avait pour effet de provoquer le travail, Macaulay, Kelly, Clarke, etc., déchiraient les membranes toutes les fois que l'accouchement avant terme était indiqué. Parmi ces accoucheurs, les uns vidaient la poche d'emblée ; les autres, avec plus de raison, cherchaient à obtenir un écoulement lent du liquide. Meissner, qui fait partie de ces derniers, a même inventé une sorte de sonde, munie de deux mandrins, et destinée à aller perforer les membranes à 20 ou 27 centimètres au-dessus du col, afin de modérer l'écoulement. Ce procédé serait sans doute très ingénieux s'il n'exposait l'opérateur à blesser soit la mère soit l'enfant, ou à provoquer une hémorrhagie par décollement du placenta.

Ajoutons à cela que de nos jours, il n'est peut-être plus un accoucheur sérieux qui songe encore à rupturer les membranes dans le but de provoquer l'accouchement. On peut d'ailleurs reprocher à ce moyen :

1° De ne pas éveiller assez tôt les douleurs ;

2° D'exposer l'enfant aux pressions directes de la matrice, ce qui n'est pas sans gravité, le travail, dans les cas de bassin vicié surtout, étant toujours très long.

3° Enfin, de nécessiter parfois la dilatation forcée du col, la poche n'étant plus là pour élargir son orifice et faciliter l'introduction soit du forceps, soit de la main. (Version).

Pour toutes ces raisons on devra donc préférer à la rupture des membranes, des moyens plus inoffensifs et plus sûrs à la fois. (Douches vaginales, éponge préparée, dilatateur de Tarnier, etc.)

Nous devons dire cependant que si la dilatation est complète ou à peu près, on pourra, à moins de contre indication, provoquer l'écoulement des eaux : cette manœuvre facilitera alors l'engagement de la tête et excitera les contractions utérines dans le cas où elles auraient diminué.

VI. Mobilité du fœtus

En général, quand on touche une femme pendant le travail, le doigt arrive sur une partie fœtale qui s'engage et qui reste toujours la même, depuis l'apparition des douleurs jusqu'à la fin de l'accouchement.

Quelquefois cependant, il peut arriver qu'après avoir reconnu une présentation du sommet, par exemple, on constate, un moment après, celle du siège du tronc, etc., et vice versà.

Or, il est facile de comprendre que si les eaux viennent à s'écouler spontanément, pendant que l'enfant affecte une position transversale, l'utérus, en se rétractant, le fixera définitivement dans cette situation. Pour éviter ce danger qui peut se rencontrer encore assez souvent dans les cas d'hydramnios ou de fœtus très petit, il sera prudent de choisir le moment où la tête est au détroit supérieur, pour rompre les membranes artificiellement. Le liquide alors en s'écoulant entraînera cette partie fœtale en avant, tandis que les parois utérines s'appliquant aussitôt sur leur contenu, l'empêcheront de se déplacer, et le feront progresser, dans cette direction.

VII. — Consistance trop grande des membranes

Lorsque les membranes sont trop épaisses, trop résistantes, le travail traîne généralement en longueur, les douleurs souvent très vives au début, finissant par diminuer et même par disparaître parfois complètement. D'autres fois, au contraire, les contractions se soutiennent très énergiques jusqu'à la fin, et la poche, se distendant outre mesure, vient remplir tout le vagin, pour ne se rompre que quand l'orifice vulvaire est franchi par la tête qui sort coiffée.

Cet accident constitue, nous l'avons dit, un véritable danger, tant pour l'enfant, menacé d'être asphyxié par sa coiffe, que pour la mère, exposée soit à un renversement de la matrice (rare), soit surtout à un décollement prématuré du placenta, et partant à une hémorrhagie grave, ainsi que les observations ci-après pourront le confirmer.

Dans des cas de ce genre, si la tête est basse et la dilatation complète depuis longtemps, on ne craindra pas de rompre les membranes. Cette pratique qui est surtout indiquée lorsque la poche très volumineuse fait saillie dans le vagin, aura toujours pour résultat de hâter le travail et de conjurer tout accident.

OBSERVATION L. — Emélie G., 25 ans; domestique, primipare. Premières douleurs, 9 janvier 1881, à minuit. Le 10, à midi, contractions très énergiques. Col à 3 centimètres. A partir de ce moment le travail marche très rapidement. A midi 45, dilatation complète. A 1 h. 10 m. la tête franchit la vulve coiffée par les membranes qui enveloppent l'enfant jusqu'aux épaules. Hémorrhagie assez abondante. On parvient cependant à l'arrêter au moyen de l'ergot; enfant cyanosé; on a beaucoup de peine à le ranimer.

OBSERVATION LI. — Anna S., 27 ans, multipare, à terme. Premières douleurs, 11 juin 1881, à midi ; a fait les eaux le matin à 6 heures. A 5 h. du soir, col à 2 cent. 1/2. Contractions rapprochées et assez énergiques ; à 8 h. dilatation complète ; à 8 h. 1/2, tête dans l'excavation encore coiffée par ses membranes. A 9 h., même état; la femme perd du sang, ce qui s'explique par la résistance des membranes ayant provoqué un décollement partiel du placenta. Immédiatement nous rompons la poche et l'accouchement se termine 1/4 d'heure après. On donne deux prises d'ergot; l'hémorrhagie s'arrête ; enfant vivant.

OBSERVATION LII. — Mlle Candide C., 24 ans, multipare, à terme. Premières douleurs, 30 mai, à midi. A 5 h. col à 2 cent. A 7 h., poche bien formée, dilatation à 5 cent. A 9 h., dilatation complète. La poche fait saillie à travers la vulve ; on la rompt, et l'accouchement se fait un quart d'heure après, sans accident.

OBSERVATION LIII. — Une jeune primipare d'une bonne constitution en travail de l'enfantement, se présente à l'amphithéâtre de M. Maygrier, dans la matinée du 18 septembre 1828. Elle éprouvait de légères douleurs depuis 3 jours. Cependant le travail était à peine commencé ; le col entièrement effacé, était encore très élevé, il y avait peu de dilatation. Les douleurs devinrent bientôt plus fortes et plus rapprochées ; elles continuèrent pendant toute la journée et avancèrent tellement le travail qu'à 5 h. du soir la dilatation était complète ; le col de l'utérus semblait se confondre avec le vagin ; la tête de l'enfant était prête à franchir le détroit inférieur ; les membranes formaient une grosse tumeur, qui se présentait jusqu'à la vulve. A cette époque les douleurs cessèrent tout à coup, un malaise général se déclara chez la femme, qui, en même temps, eut un commencement de syncope. On attribua ce qui se passait à la fatigue, parce que la femme avait constamment fait valoir ses douleurs ; et, partant de cette idée, on jugea à propos de la laisser reposer avant d'ouvrir la poche des eaux ; mais on fut obligé de le faire aussitôt parce qu'un écoulement de sang qui se manifesta par les organes génitaux fît craindre que le placenta ne fût détaché et que l'œuf ne fût tout-à-coup expulsé en entier. Les membranes à peine rompues, les douleurs se déclarèrent, et l'enfant fût presque aussitôt expulsé ; mais la matrice retomba dans son état d'inertie, et ce ne fut qu'une heure après qu'elle revint sur elle-même et que la délivrance fut opérée. (Clément, thèses de Paris).

OBSERVATION LIV. — Mlle Florine F..., 23 ans, primipare, à terme. Premières douleurs, 12 mai à 8 heures du soir. Le 13, à 8 h. du matin, col à 4 fr.; poche des eaux bien formée. A 10 h. 1/2, écoulement d'une petite quantité d'eau ; la rupture s'est faite certainement en haut, puisque la poche persiste. A 2 h. du soir, tête dans l'excavation ; la poche fait saillie à travers la vulve ; à 2 h. 1/2, l'enfant sort coiffé ; eaux chargées de méconium ; hémorrhagie assez abondante avant la délivrance. — On a beaucoup de peine à ranimer l'enfant.

OBSERVATION LV. — Thérèse C..., 28 ans, multipare. Premières douleurs, 14 février à midi. Le 18, à 10 heures, dilatation complète. A midi, poche très volumineuse ; à 4 h. du soir, la poche remplit tout le vagin et le travail n'avance pas ; nous rompons les membranes, qui sont très résistantes. A 4 h. 1/2, l'accouchement est terminé. — Enfant cyanosé, ne crie que quelques minutes après.

OBSERVATION LVI. — Louise G..., 31 ans, cuisinière, primipare. Premières douleurs, 4 janvier, vers midi. Le 5, à 4 h. du soir, dilatation complète; poche volumineuse. A 6 h. 1/4, l'enfant sort coiffé ; on perce aussitôt les membranes qui renferment environ 500 gr. de sang. On donne de l'ergot, l'hémorrhagie s'arrête. — L'enfant a souffert, mais peut être ramené à la vie.

Il est presque surperflu, croyons-nous, de faire remarquer ici que l'intégrité de l'œuf doit être au contraire soigneusement respectée, toutes les fois qu'il s'agit d'un avortement se produisant dans les 3 ou 4 premiers mois de la grossesse : à ce moment, en effet, si la poche se rompt, le placenta, encore très adhérent, ne suivant pas de près l'embryon, entretiendra une hémorrhagie qui pourra mettre en danger la vie de la mère, comme cela s'est vu si souvent.

VIII. — Hydramnios

Lorsque, dans l'hydropisie de l'amnios, la rupture des membranes ne se fait pas avant terme spontanément, l'accoucheur est souvent appelé à la pratiquer artificiellement, soit dans le but de hâter le travail, soit pour conjurer des dangers plus menaçants

Si l'on songe en effet, que la matrice dont le volume est énorme n'a atteint un tel développement qu'aux dépens de son épaisseur, et que par conséquent les fibres utérines distendues outre mesure, ont perdu beaucoup de leur élasticité, on comprendra aisément que les douleurs soient très faibles et que le travail marche lentement.

L'écoulement du liquide, en pareil cas, sera donc avantageux : 1° en ce que les fibres utérines, revenues sur elles-mêmes, augmentant d'épaisseur, recouvreront leur contractilité ; 2° parce que le contact de ces mêmes fibres avec un corps solide (le fœtus) stimulera les contractions, et la femme, qui est dans un véritable désespoir, sera bientôt délivrée.

Ce n'est pas tout, la rupture prématurée a aussi pour effet d'éviter l'hémorrhagie consécutive à l'inertie de l'utérus ; cet accident qui est souvent le fait d'un travail très lent, est d'autant plus à redouter dans cette circonstance, que la matrice, extrêmement distendue, mettra trop de temps à revenir sur elle-même et à boucher ses vaisseaux béants, surtout si le fœtus, presque toujours très petit dans les cas d'hydramnios, était entraîné subitement, comme une poutre, par le courant, ainsi que cela arrive, quelquefois. De là donc, l'indication de rompre de bonne heure les membranes, et de chercher à obtenir un écoulement lent. Nous devons dire, en outre, que dans les cas d'hydropisie de l'amnios, le développement du ventre peut devenir assez considérable pour refouler en haut le diaphragme qui, refoulant à son tour les poumons, limite plus ou moins leur champ respiratoire, d'où hématose incomplète, cyanose, accès de suffocation; dans ces cas, assise sur son lit, la malade cherche, mais inutilement, à faire de grandes inspirations; ses poumons comprimés ne se dilatent que peu ou point; aussi, son anxiété est extrême, et l'asphyxie s'ensuivrait parfois fatalement, si l'accoucheur n'était pas là pour percer la poche le plus promptement. L'écoulement des eaux diminuant alors le volume de la matrice, permettra aux organes de la respiration de recevoir cet air vital dont la patiente a tant besoin, et éloignera ainsi un danger des plus imminents.

Voici d'ailleurs des observations très intéressantes qui nous dispenseront de tout commentaire sur ce point :

OBSERVATION LVII. — Mme M..., 30 ans, sixième grossesse, à terme. Ventre considérablement développé (circonférence ombilicale, 118 cent.). La palpation fait constater la présence de beaucoup de liquide dans la cavité amniotique. Premières douleurs le

12 juin 1881 à 6 heures du soir; les contractions sont faibles, mais assez fréquentes; la malade ne pouvant pas dormir se promène toute la nuit; le 13, à 8 heures du matin, le col très dilatable permet l'introduction du doigt; à midi les douleurs disparaissent complètement et la malade peut vaquer à ses affaires; le 15, apparition de nouvelles douleurs, mais toujours très faibles et très espacées; le 17 la malade est dans le même état lorsque, ayant l'occasion de la voir, et trouvant avec une tête basse, un col à 3 fr. et très dilatable; nous rompons les membranes très peu résistantes d'ailleurs, et nous obtenons un écoulement de liquide excessivement abondant. Immédiatement, les douleurs se réveillent, le travail devient régulier et les parois utérines appliquées dès lors sur le corps fœtal se contractant avec vigueur, l'accouchement se termine heureusement deux heures après. (Enfant petit, 2,100 grammes).

OBSERVATION LVIII. — « Une dame atteinte d'hydramnios était si monstrueusement grosse, au terme de 7 mois, qu'il lui était impossible de marcher et ne pouvait rester ni debout ni couchée. Il lui survint quelques douleurs vers minuit; on vint me chercher. Matrice assez ouverte pour faire connaître, à l'aide de légères douleurs, que le travail était commencé. Le lendemain matin pas de progrès. La malade plus impatiente que jamais et ne pouvant pas respirer était au désespoir. J'ouvre alors les membranes, et il s'écoule tant d'eau qu'il y eut de quoi remplir un seau de faïence en fort peu de temps. L'enfant mort sortit peu après et la femme se rétablit. » (Puzos).

OBSERVATION LIX. — Il n'y a pas longtemps, dit Puzos, que la femme d'un de mes confrères, presque à terme, me fit prier de l'accoucher; elle était excessivement grosse; son ventre portait sur le milieu des cuisses, p s d'enflure; matrice ouverte d'un écu de 3 livres; douleurs très faibles. Après quelques heures, réfléchissant sur ce que la malade avait senti toute la journée des douleurs à peu près pareilles, faisant d'ailleurs attention que j'avais senti l'enfant flotter dans beaucoup d'eau et que la matrice était ouverte depuis longtemps au degré que je la trouvai alors, je perçai les membranes, qui laissèrent écouler une très grande quantité d'eau. La malade reprenant alors du courage, les douleurs deviennent intenses et l'accouchement se fait peu après (Enfant mort depuis plusieurs jours). La femme avait rendu la valeur du poids de 23 livres, savoir : 5 pintes d'eau qui font un poids de 10 livres ; un très gros enfant allant à presque autant, et un délivre de 3 livres. Ce poids énorme n'avait causé ni enflure, ni peine à marcher, ni difficulté à respirer.

IX. — Grossesse multiple

La grossesse multiple, qui se complique parfois de l'hydropisie de l'amnios, peut occasionner les mêmes accidents que cette dernière maladie, et réclamer le même traitement.

Observation LX. — Marie M..., 21 ans, primipare, à terme. Entre à la clinique le 20 juin 1881. dans la soirée; est aux douleurs depuis 4 heures de l'après-midi. A 10 heures du soir col à 3 cent. 1/2, poche des eaux bien formée en arrière; tête fixée au détroit supérieur; douleurs peu fréquentes et faibles; la nuit se passe assez calme; le 21, à 9 heures du matin, même état; pendant le cours de la journée pas de changement appréciable; à 5 h. du soir dilatation de 4 cent. A ce moment les douleurs étant très espacées et les contractions peu énergiques, nous faisons la rupture artificielle des membranes; soudain, les douleurs se réveillent, la tête descend, et à 5 heures elle est expulsée en deuxième du sommet.

La palpation et l'auscultation avaient fait penser à une grossesse gemellaire; en effet, le doigt introduit dans le vagin trouve une nouvelle poche qui se rompt presque aussitôt, de sorte que le second enfant se dégage dix minutes après son congénère en S. I. G. A. Deux garçons bien portants. Délivrance normale; pas d'hémorragie.

X. — Hémorrhagie

L'hémorrhagie, qui survient principalement dans les derniers mois de la gestation et a le plus souvent pour cause l'insertion du placenta près du col, constitue certainement un des dangers les plus sérieux de la grossesse.

Avant Puzos, en présence d'un tel accident, les praticiens avaient recours à l'accouchement forcé. Cette pratique n'était cependant pas exempte de défauts, et on pouvait lui reprocher surtout : 1.° de produire sur le col des dilacérations, des déchirures, un traumatisme grave en un mot, suffisant souvent par lui seul à emporter la malade en très peu de temps ; 2° de vider trop brusquement la matrice qui met dès lors trop de temps pour revenir sur elle-même et oblitérer ses vaisseaux béants.

Ces considérations n'échappèrent pas à Puzos qui chercha et trouva, il faut le dire, un moyen plus doux et plus sûr à la fois.

Ayant remarqué en effet que les pertes utérines étaient d'autant moins abondantes que les contractions devenaient plus fréquentes et plus fortes, cet accoucheur songea, dans les cas d'hémorrhagie, a provoquer les douleurs artificiellement. Pour cela, introduisant un, puis deux, puis trois doigts dans le col, il en dilatait l'orifice doucement, graduellement de manière à imiter le plus possible la nature, et en prenant des moments de repos, tant pour lui que pour la matrice qu'il ne convient pas d'irriter trop longuement. Grâce à cette manœuvre très inoffensive d'ailleurs, Puzos parvenait non-seulement à dilater le col, mais aussi à éveiller les contractions dont il avait soin d'augmenter l'énergie, en perçant les membranes pour faire écouler les eaux.

Aussitôt vidée de son liquide, la matrice s'appliquant directement sur le corps de l'enfant, luttait contre lui pour l'expulser, d'où, compression des parois utérines contre le fœtus, et du fœtus contre ces parois. Or, cette double compression était manifestement très utile en ce que : 1º elle bouchait mécaniquement les orifices des vaisseaux ; 2º elle stimulait des contractions le plus souvent spasmodiques, ce qui avait pour résultat de resserrer ces mêmes orifices par où tout le sang du corps menaçait de s'échapper.

Dilatation graduelle du col et rupture des membranes, voilà, en somme, le procédé déjà mentionné par Mauriceau et érigé en méthode par Puzos, dans les cas d'hémorrhagie.

Leroux, Gardien, etc., ont prétendu qu'il ne fallait jamais employer ce moyen quand l'hémorrhagie provenait d'une insertion vicieuse du placenta ; mais les faits nombreux cités par Baudelocque, Mme Lachapelle, Stoltz, Dubois, Depaul, Pajot, etc. viennent à l'appui de cette pratique, et nous prouvent combien il importe d'y avoir recours, surtout dans le cas où le tamponnement préalablement employé n'aurait pas amené un bon résultat.

Néanmoins, tout en conseillant cette méthode, nous devons signaler un écueil contre lequel on ne saurait trop se tenir en garde, à savoir : les eaux écoulées, si les contractions faiblissent, l'hémorrhagie interne pourra devenir d'autant plus grave que la matrice vidée de son liquide amniotique, fournira un plus vaste champ à son épanchement. Hâtons-nous d'ajouter ici que dans ces cas qui seront toujours dénoncés tant par l'absence ou la faiblesse des douleurs que par le développement du ventre qui augmente toujours, au lieu de diminuer, l'homme de l'art aura alors l'avantage de pouvoir mettre à profit la dilatation qu'il a déjà obtenue graduellement, pour pratiquer l'accouchement forcé ou accéléré.

Voilà ci-après des observations fort intéressantes et qui confirmeront ce que nous venons de dire sur cette grave question :

OBSERVATION LXI. — « Une dame grosse de neuf mois, multipare, se trouva dans une partie de souper, au Pont-Tournant des Tuileries. Ayant déjà raisonnablement mangé, elle se sent tout à coup assez mouillée pour avoir de l'inquiétude ; elle sort de table pour aller s'éclaircir, dans la chambre du suisse, de la nature de l'écoulement. Sa frayeur fut grande lorsqu'elle vit qu'elle rendait du sang, et que la perte augmentait, Soudain, elle fut placée sur son carrosse, à demi couchée, pour regagner sa maison. Comme on ne put la garantir des secousses de la voiture, il s'écoula tant de sang pendant le trajet que, non-seulement ses jupes en furent pénétrées, mais le coussin du carrosse s'en sentit. Enfin, étant arrivé chez elle, on vit tomber des caillots en la déshabillant qui la conduisirent à des faiblesses dont je fus témoin. Comme il s'était joint quelques douleurs à la perte, je trouvai la matrice dilatée de la grandeur de 12 sols ; c'était le cas de profiter de cette ouverture pour pratiquer l'accouchement forcé. Mais ayant mieux aimer tenter la voie naturelle, j'écartai peu à peu l'orifice, je fis augmenter les douleurs et, par ce moyen, je déterminai les eaux à tendre les membranes et à les présenter à l'orifice en forme de tumeur. Je les ouvris dès que j'en eus la possibilité ; l'écoulement des eaux rendit les douleurs plus fortes ; la matrice, resserrée sur elle-même, dans sa capacité, fit avancer l'enfant du côté de l'orifice, et, dès-lors, la perte diminua, la continuation du travail la fit cesser tout à fait ; l'accouchement se fit une heure environ après l'écoulement des eaux. L'enfant était mort, mais la mère put être sauvée. » (Puzos.)

Observation LXII. — « Une jeune femme, forte, grande, d'un tempérament sanguin, d'une grande sensibilité, perdant peu de sang à chaque époque menstruelle ; mariée à un homme robuste, ressentit au septième mois de sa grossesse, à la suite de l'embrassement conjugal, des douleurs profondes dans la région de l'utérus. Dans l'espace de six heures, la matrice avait déjà acquis un volume énorme ; les défaillances se succèdent à chaque instant. Effrayée d'un tel accident, la malade me fait appeler avec son chirurgien ordinaire. Nous reconnûmes la source de tout le désordre, quoiqu'il n'y eût aucune perte extérieure. Nous proposâmes l'accouchement comme le seul moyen propre à sauver la mère et nous eûmes le bonheur, en mettant en pratique la méthode de Puzos, de dilater assez le col pour percer la poche des eaux. L'hémorrhagie continuant, après une dilatation suffisante, le chirurgien opéra la version de l'enfant qui ne survécut que quelques minutes.

« La mère, quoique affaiblie par la perte d'une grande quantité de sang, partie liquide et partie en caillots, qui sortit avant et après le placenta, se rétablit parfaitement au bout de trois semaines. » (Péraud, *Dissertations sur les hémorrhagies utérines latentes*, Paris, 1812.)

Nous devons à l'obligeance, de M. le professeur Berne l'observation suivante :

Observation LXIII. — Mme G., multipare, enceinte de 8 mois, est prise tout à coup à table, d'une hémorrhagie très abondante dont elle est bientôt inondée. Quand nous arrivons, un quart d'heure après, la perte continue et le col est à peine perméable au doigt qui est arrêté par le placenta, situé sur l'orifice.

Immédiatement, nous avons recours au tamponnement, et peu de temps après le col s'étant sensiblement dilaté, nous rompons les membranes à travers la masse placentaire que nous perforons avec une sonde de femme, en tâchant de la refouler latéralement. Grâce à ce moyen, les eaux s'écoulent, les douleurs se réveillent, la tête s'applique contre le segment inférieur de l'utérus, enfin l'hémorrhagie s'arrête, et l'accouchement se termine heureusement, tant pour la mère que pour l'enfant.

De la manière de rompre les membranes

On a imaginé pour rompre les membranes une foule d'instruments non-seulement inutiles, mais souvent dangereux tant pour la mère que pour l'enfant. Le plus simple et, croyons-nous, le meilleur de tous est en même temps celui que tout le monde a, nous ne dirons pas sous la main, mais à la main, nous voulons parler du doigt. Ainsi, toutes les fois que la rupture de la poche est indiquée, on introduit son index dans le vagin, puis le fléchissant en crochet on gratte avec l'ongle (en pressant assez vivement) les membranes tendues par une douleur qu'il convient d'attendre; généralement, il n'en faudra pas davantage pour parvenir à les faire éclater; cependant, si la poche, toujours flasque, ne se tendait pas pendant les contractions, on introduirait alors deux doigts et la pinçant ainsi fortement, on arriverait à la déchirer.

Faisons remarquer également que dans les cas d'insertion vicieuse on pourra ou bien décoller le placenta, sur un de ses points, jusqu'à atteindre les membranes ; ou bien encore le perforer avec une sonde, comme cela a si bien réussi, par exemple, dans l'observation de M. Berne citée plus loin.

Il est presque inutile d'ajouter qu'il n'appartient qu'à un accoucheur inexpérimenté de pousser son doigt dans une direction verticale et avec assez de violence pour perforer les membranes d'un seul coup. Il nous suffira de dire en effet, que dans une présentation de la face, le doigt ainsi dirigé pourrait aller se loger dans l'un des orbites et léser un œil au pauvre nouvel être, pour faire comprendre tout le danger qui s'attache à un tel procédé.

Nous ne terminerons pas ce que nous avions à dire sur ce point sans appeler l'attention de l'accoucheur sur l'intérêt qu'il y a, avant de rompre la poche, à s'assurer si, au lieu d'avoir affaire aux membranes, le doigt n'est pas en rapport direct soit avec une partie fœtale, soit avec un segment du col qu'il convient de ménager. On comprendra aisément l'importance de ce fait, si l'on lit l'observation ci-après où une erreur de cette nature coûta la vie à l'enfant.

OBSERVATION LXIV. — « Un praticien, dit Tarnier, assistait une jeune dame en travail, depuis un temps assez long ; la dilatation était complète, la tête se présentait ; il résolut de terminer l'accouchement par l'application du forceps et voulut rompre les membranes qui paraissaient intactes ; il ne put y parvenir avec l'ongle, et cependant il avait conscience de toucher une petite tumeur fluctuante qu'il croyait être la poche des eaux. Pour lever ses doutes, il place le spéculum et constate la présence d'un membrane tendue, lisse dépourvue de cheveux, assure-t-il, qu'il prit pour le chorion. Il ne tarda pas à l'inciser et ne fut pas peu surpris en ne voyant sortir de l'incision que quelques gouttes de sérosité sanguinolente ; il applique immdiatement le forceps et parvient sans difficulté à extraire le fœtus qui portait sur la tête au niveau de la bosse sanguine, une plaie large de 3 à 4 centimètres. Quatre jours après la naissance, celle-ci devient le point de départ d'un érysipèle auquel l'enfant succombe. »

Comme on le voit, la bosse sanguine avait été prise ici pour la poche des eaux.

Cette erreur peut cependant être évitée, si l'on se rappelle : 1° Que la poche toujours lisse, et le plus souvent très tendue, pendant la douleur, par l'arrivée du liquide que le doigt sent venir, se vide, devient flasque et peut glisser sur le crâne, à la fin de chaque contraction. 2° Que la bosse sanguine, au contraire, qui n'a ni à se remplir ni à se vider, conserve toujours à peu près le même volume, ne glisse pas sur la tête, et de plus, au lieu de se tendre uniformément, comme la poche, durant la douleur, présente par places, des plis dus au froncement du cuir chevelu ; ajoutons à cela qu'un doigt bien exercé parviendra à avoir la sensation des petits cheveux flottant à la surface, ce qui ne laissera plus, dès lors, aucun doute sur la déchirure des membranes.

Ces mêmes caractères joints à l'écartement considérable des os, empêcheront également l'accoucheur de confondre la poche avec la tumeur produite par une tête d'hydrocéphale.

Quant à ce qu'on a dit touchant la possibilité de prendre pour la poche, dans les présentations du tronc ou du siège, soit une ascite, soit une hydrocèle dont le fœtus serait atteint, il nous suffira de dire que la présence du cordon ombilical dans l'un des cas, celle des organes génitaux dans l'autre suffiront largement à éclairer le diagnostic.

Il n'est peut être pas sans importance de faire observer ici qu'il ne faudra prêter qu'une foi très limitée à ce que disent les femmes, au sujet de l'écoulement des eaux. Les unes en effet, affirmeront les avoir faites, tandis qu'elles ne seront mouillées que par un peu d'urine que leur vessie, comprimée par la matrice, laissera échapper de temps en temps ; d'autres au contraire, prétendront n'en avoir point perdu, et si on les examine, le doigt arrivera sur des membranes largement déchirées. Plusieurs cas de ce genre se sont présentés à la clinique et nous ont frappé singulièrement.

Aussi, sommes-nous d'avis, qu'en matière d'accouchements, il faut, la plupart du temps, être sceptique en tout, se méfier de tout, et n'écouter jamais que son seul doigt.

Encore ne suffit-il pas de toucher, il faut aussi et surtout savoir toucher : Nous n'en voulons pour preuve que l'exemple ci-après que nous empruntons à Hubert et qui n'est pas sans intérêt :

Observation LXV. — « Une femme, dit cet auteur, se croyait à terme et en mal d'enfant. Son accoucheur lui affirme que la poche est déjà formée ; mais la besogne n'avançant pas, un consultant qui est appelé va plus loin, et trouve que la tête s'engage. Cependant, nouvelle et vaine attente. Un troisième praticien élève des doutes, parce qu'il ne trouve pas le col de la matrice ; mais un quatrième, plus hardi, propose d'appliquer le forceps.

Enfin, au bout de 15 jours, Velpeau est mandé ; il reconnait qu'il ne s'agit que d'une obliquité antérieure exagérée ; il redresse l'utérus et constate que le col est comme à sept mois : l'accouchement n'a lieu en effet que deux mois plus tard. »

Les quatre praticiens ci-dessus avaient donc pris le segment inférieur de l'utérus pour la poche des eaux. Or, si, dans de telles conditions, ils avaient eu recours au forceps, on comprend aisément quels eussent été les dangers tant pour la mère dont ils n'auraient pas dilacéré le col impunément, que pour l'enfant qu'ils auraient forcé à venir au monde à 6 ou 7 mois.

Nous profiterons donc de cet exemple si frappant pour terminer notre travail inaugural, en disant, une fois de plus que la femme enceinte ou en couches, étant **une malade à part,** mérite d'être étudiée tout spécialement, si l'on ne veut pas s'exposer à faire un bien mauvais accoucheur, dût-on être un très habile médecin.

FIN.

2631 — Lyon, imp. Léon Delaroche et Cⁱᵉ, 10, pl, de la Charité

LYON. — IMP. CHANOINE, LÉON DELAROCHE ET Cie SUCC^r, 10, PLACE DE LA CHARITÉ

www.ingramcontent.com/pod-product-compliance
Lightning Source LLC
Chambersburg PA
CBHW071227130726
47998CB00002B/849